极简神经疾病
定位诊断

冯周琴　徐桂兴　著

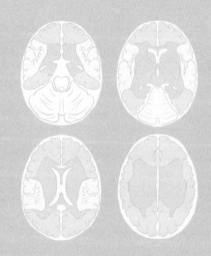

化学工业出版社

·北京·

图书在版编目（CIP）数据

手绘极简神经疾病定位诊断 / 冯周琴，徐桂兴著．--
北京 ：化学工业出版社，2025. 6. -- ISBN 978-7-122
-47698-2

Ⅰ. R741

中国国家版本馆 CIP 数据核字第 2025S6H657 号

责任编辑: 赵玉欣　王新辉

责任校对: 王　静　　　　　　　　装帧设计: 关　飞

出版发行: 化学工业出版社（北京市东城区青年湖南街 13 号　邮政编码 100011）
印　　装: 中煤（北京）印务有限公司
710mm×1000mm　1/16　印张 13¾　字数 182 千字　　　2025 年 8 月北京第 1 版第 1 次印刷

购书咨询: 010-64518888　　　　售后服务: 010-64518899
网　　址: http://www.cip.com.cn
凡购买本书，如有缺损质量问题，本社销售中心负责调换。

在探索神经系统疾病的奥秘时，神经科医生既是侦探也是向导，他们依靠敏锐的观察力、严谨的逻辑推理和深厚的专业知识，为患者揭示疾病的真相。《手绘极简神经疾病定位诊断》是一本专为神经科医生，尤其是年轻医生设计的实用手册。它以极简的文字和直观的手绘图示，指导医生快速而准确地定位和定性神经疾病。

本书的"极简"体现在用最精练的语言传达核心的诊断思路和方法，避免冗长复杂的叙述，让医生迅速抓住诊断的关键点。而"手绘"则通过大量图示和解剖图使医学概念形象化、可视化，帮助医生直观理解复杂的神经解剖结构和病变部位。

本书共分六章，第1章介绍了神经系统疾病的诊断思路，提出了"23469109"这一创新的诊断法则；第2章强调了问诊和查体的重要性，并分享了获取关键诊断信息的技巧；第3章深入讲解了定向诊断的基本思路；第4章详细阐述了定位诊断的方法；第5章探讨了定性诊断的策略，并介绍了多种定性诊断原则；第6章则像一个百宝箱，汇集了临床语录、异常脑影像图像等实用素材。

本书适合作为神经科医生的案头参考书，也适合医学生和护士等其他医疗专业人员作为了解神经系统疾病诊断的入门读物。我们相信，通过本书的学习，医疗专业人员能够提升诊断技能，为患者提供更精准的医疗服务。

在神经科学的世界中，每一位医生都是探索者，而《手绘极简神经疾病定位诊断》愿意成为他们手中的罗盘和地图，指引着他们走向正确的诊断之路。

冯周琴　徐桂兴

目录
CONTENTS

第 3 章

定向诊断——判断是不是神经科疾病

第 4 章

定位诊断——病变究竟在何处

第 5 章
定性诊断——中国式神经疾病定性诊断包围圈

第 6 章
神经科医生的百宝箱

第 1 章 神经疾病的极简诊断思路——"23469109"

在一次查房的时候，遇到一位反复短暂发作性左侧上下肢麻木、无力的66岁男性患者。患者说麻木是从左手部开始的，逐渐扩延，然后左侧上下肢无力。此时患者处于缓解期，没有遗留任何体征，定位诊断考虑右侧大脑半球，定性诊断只有依靠病史。主管医师考虑短暂性脑缺血发作或癫痫发作这两种情况。等我来"确诊"。这时，我运用将神经系统症状按照发病机制分为四组（缺失症状、释放症状、刺激症状和休克症状）这一认识来逐步排查。患者是发作性肢体麻木、无力，是缺失症状，是感觉减退和肌力减退，不用去考虑属于刺激症状的癫痫，应考虑为短暂性脑缺血发作。以后的检查是进行血管检查和血管病危险因素的筛查，而不是做普通脑电图或视频脑电图。检查结果出来了，患者右侧颈内动脉和大脑中动脉狭窄，狭窄程度在70%以上。

除了强调神经系统症状按发病机制可分为四组，我还总结了神经科临床医生要牢牢掌握的神经疾病诊断的"23469109"。

其实，神经疾病诊断的"23469109"并不神秘，就是平时在神经内科临床经常说、经常做的那些事儿，不过是用简单的数字概括出来罢了。神经疾病繁多，诊断复杂，治疗困难，但你要是记住了最基本的概念、原理、方法，并能够活学活用，就可以提纲挈领，统揽全局，不犯或少犯错误。神经疾病诊断的"23469109"，拆分开来即"2-3-4-6-9-10-9"七个数字。它们所代表的意义如下。

1.1 定位、定性（先定位、后定性）："2"

放眼现代神经病学，最有效的诊断思路是：根据病史得出诊断，依靠神经科查体证实诊断，参考现代影像学和实验室检查指导治疗和推测预后。"先定位、后定性"，是诊断神经疾病的灵魂和精髓，一定要始终坚持。"先定位、后定性"，说起来容易，但却是神经内科医生一辈子都在学习和实践的基本知识、基本技能、基本方法。

1.1.1 定位诊断

诊断神经疾病的高阶方法是在诊察时时刻想到通过患者的主诉、病史推测病变部位，而且即使症状复杂多样，也应力求将病变定位在一处，即通过主诉、病史，从大脑、脑干、小脑、脊髓、末梢神经、神经-肌肉接头、肌肉中找出作为病变处不能被否定的部位，并将此想法运用到神经学的检查中。根据诊查结果，尽量将病变部位确定在最小范围内。

例如，根据主诉、病史，推测病变部位在大脑时，应根据诊查结果判断病变部位是在"额叶、顶叶、颞叶、枕叶，还是在大脑基底节""是在皮质还是在白质"。神经科医生如此反复应用此诊断法，会使自己的诊断能力得到很大提高。

根据病史和神经学检查确定病变部位，一定要记住"神经系统疾病定位诊断模式图"（图1-1）。神经解剖学为定位提供了路径图，定位就是在神经解剖图上确定损伤部位。与其他地图一样，我们或者需要有街道名称和号码的地址，或者需要有两条定位明确的街道或路的交叉口。损伤通过神经功能缺损而表现出来，神经功能缺损可表现为行为的、运动的或感觉的。神经系统疾病定位诊断模式图就是我们定位神经系统疾病的"地图"或"路径图"。

在解剖学的诊断上，模式图是从大脑至脊髓的神经轴，如能按纵轴和横轴来判定病变部位，则可做出诊断。

在纵轴上最重要的所见是走行在大脑和脊髓间的随意运动传导束（锥体束）和痛觉、温度觉通路（脊髓丘脑侧束）。因这两个神经通路损害时比较容易出现主观症状和客观体征，此长通路损害所致的神经症状称长束体征，被认为是最重要的中枢神经系统症状。

锥体束损害时，在损害部位以下可出现运动麻痹、腱反射亢进、病理反射阳性。脊髓丘脑侧束损害时，则出现损害部位以下的痛觉、温度觉减退。

图1-1 **神经系统疾病定位诊断模式图**

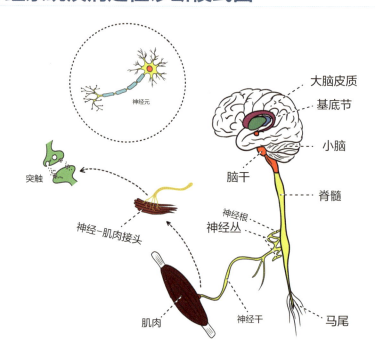

大脑皮质

基底节

小脑

脑干

脊髓

神经根
神经丛

突触

神经-肌肉接头

神经元

肌肉

神经干

马尾

1.1.2 定性诊断

定位诊断以后，就要根据病史和疾病发展过程，判断疾病的原因，即定性诊断。

定性诊断是建立在定位诊断的基础上，将年龄、性别、病史特点、神经系统检查所见以及各种神经影像学及实验室检查结果连贯起来思索后得到的。定性诊断时，要特别重视起病缓急和病程特点，即起病是急性、亚急性，还是缓慢发病，病情是进行性加重（如肿瘤、变性），还是逐渐好转（如脑血管病、炎症），还是周期性发病（如癫痫、偏头痛）。

根据起病缓急和病程分类，神经疾病分为：急骤起病（数分钟症状完成：脑血管病）；急性起病（数小时、数日：感染性疾病）；亚急性起病（数日、数周：自身免疫性疾病）；慢性进行性加重（神经变性、肿瘤或遗传代谢性疾病）。

神经疾病诊断中一个非常有用的原则是：检查告诉我们病变在何处，病史告诉我们病变是什么。这一观点对理解神经疾病诊断的方法学是至关重要的，我们一定要牢牢记住。

1.2 神经系统的病变部位分为三类："3"

在病理解剖和病理生理的基础上，神经系统的病变部位可以分为三类：局部病变、弥漫病变和系统（传导束）病变。

1.2.1 局部病变

局部病变是神经系统某一部分结构的损害，神经组织不一定首先被侵害，比如炎症病变可先在血管或胶质细胞开始，至血管闭塞时则引起神经组织的局限性软化、坏死。还有肿瘤可直接压迫或侵入某神经组织、外伤可破坏局部组织结构等。神经组织发生局部病变时可呈完全性或部分性损害，如脑出血、脑梗死、脊髓损伤等，导致临床上相应的功能障碍，如全瘫或不全瘫痪（图1-2）。

图1-2 局部病变（脑出血）

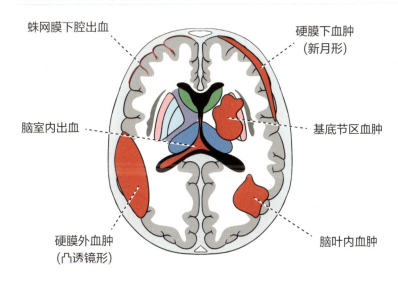

蛛网膜下腔出血
硬膜下血肿（新月形）
脑室内出血
基底节区血肿
硬膜外血肿（凸透镜形）
脑叶内血肿

1.2.2 弥漫病变

弥漫病变是神经系统内散发性或多发性的损害，受侵的部位和次序可无规律，各病的病原和性质也不相同。例如，多发性硬化症中脑白质不规则分布的脱髓鞘斑，播散性脑脊髓炎、代谢性脑病、吉兰-巴雷综合征的多部位病变等。弥漫性病变所产生的临床症状，是根据其病变组织的功能障碍而呈现的，具有多样化的特点（图1-3）。

图1-3　弥漫病变（吉兰-巴雷综合征）

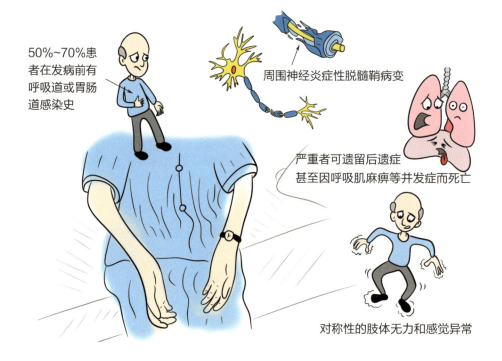

50%~70%患者在发病前有呼吸道或胃肠道感染史

周围神经炎症性脱髓鞘病变

严重者可遗留后遗症甚至因呼吸肌麻痹等并发症而死亡

对称性的肢体无力和感觉异常

1.2.3 系统病变

系统病变是神经功能系统中，如管理"随意"运动的锥体束，传导痛觉、温度觉的脊髓丘脑侧束和传导深感觉的后索的细胞或纤维的变性。如肌萎缩侧索硬化症的前角细胞及锥体束的变性。系统病变的临床症状是受损神经细胞和/或传导束的功能障碍所产生的（图1-4）。

图1-4 系统病变（肌萎缩侧索硬化症）

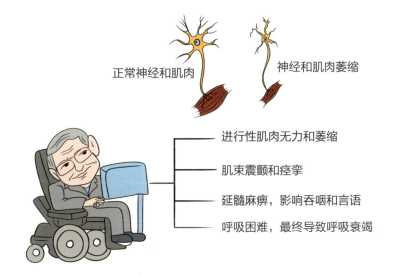

正常神经和肌肉

神经和肌肉萎缩

进行性肌肉无力和萎缩

肌束震颤和痉挛

延髓麻痹，影响吞咽和言语

呼吸困难，最终导致呼吸衰竭

1.3 四组症状，即缺失症状、释放症状、刺激症状和休克症状："4"

1.3.1 缺失症状

当神经系统遭受损害时，神经传导中断，正常功能丧失，出现临床上的缺失症状，如瘫痪、感觉丧失等（图1-5）。

1.3.2 释放症状

在中枢神经系统内，高级中枢一般对低级中枢有抑制作用，当高级中枢遭受破坏，即解除了对低级中枢的抑制，那么低级中枢的反射活动就要增强，临床上产生了在机体正常情况下所没有的释放症状，如偏瘫肢体的肌张力增高（痉挛性偏瘫），这就是皮质下运动中枢脱离了大脑皮质抑制的结果（图1-6）。

图1-5　缺失症状（脑梗死，左侧偏瘫）

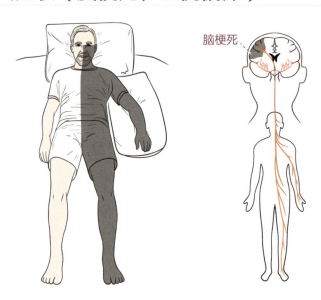

脑梗死

图1-6　释放症状（痉挛性偏瘫：肌张力增高）

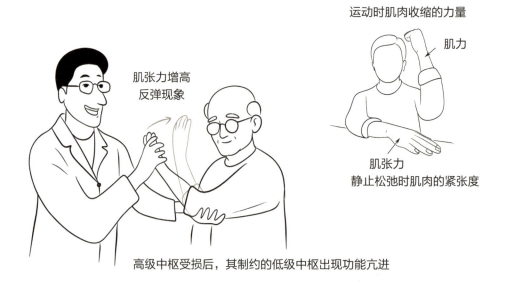

运动时肌肉收缩的力量

肌力

肌张力增高
反弹现象

肌张力
静止松弛时肌肉的紧张度

高级中枢受损后，其制约的低级中枢出现功能亢进

1.3.3 刺激症状

刺激症状是由于局部病变的刺激或全身性的病因，促使神经细胞的兴奋性活动或其传导纤维的兴奋性剧烈增强而致。如临床上常见的癫痫大发作、灼性神经痛，就是神经疾病的刺激症状（图1-7）。

图1-7 **刺激症状（癫痫发作）**

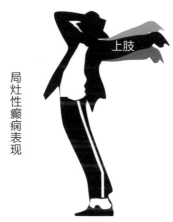

局灶性癫痫表现

上肢

身体某部位不自主抽动

下肢

局灶性运动发作

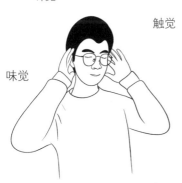

听觉 嗅觉

触觉

味觉

感觉异常

局灶性感觉发作

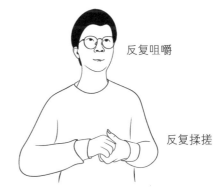

反复咀嚼

反复揉搓

有意识障碍，发作后不能或部分不能回忆，发作时对外界环境有一定的适应性和协调性

自动症

1.3.4 休克症状

神经系统的休克症状出现在中枢神经系统的急性损害时，如脑震荡/挫伤引起的突然神志昏迷（脑休克）和脊椎骨折后的弛缓性截瘫（脊髓休克）都是暂时的功能障碍（超强抑制作用）（图1-8）。休克期过去后，超强抑制消除，就出现原有病变所致的局限缺失症状和释放症状。

图1-8 **休克症状**
（体操运动员—脊髓外伤后—急性截瘫）

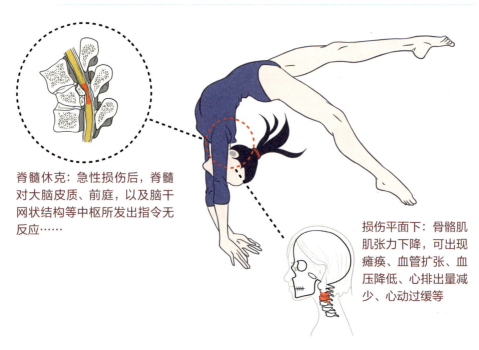

脊髓休克：急性损伤后，脊髓对大脑皮质、前庭，以及脑干网状结构等中枢所发出指令无反应……

损伤平面下：骨骼肌肌张力下降，可出现瘫痪、血管扩张、血压降低、心排出量减少、心动过缓等

1.4 神经系统疾病主要症状和患者最多的主诉——
痛、晕、迷、麻、瘫、惊："6"

神经系统疾病的主要症状是头痛、头晕、昏迷、感觉障碍、各种瘫痪和癫

病，为了好记，就用"痛、晕、迷、麻、瘫、惊"6个字表示。虽然这并不能完全准确地概括神经系统疾病的所有症状，但是已经涵盖了大部分症状。用这些症状可以对疾病进行定向诊断。有这些症状和体征者，可能是神经系统疾病，没有这些症状和体征者，可能是其他系统疾病。

1.5 神经系统检查的九个方面："9"

神经内科曾被一些人誉为临床各科室中的"皇后"。尽管神经内科医生实际上仅是内科学的一位亚专科医生，但却是经过培训、有一定经验、在神经系统疾病诊断方面有一定专业特长的医生。神经内科医生与其他专科医生有许多区别，其中非常重要的一点是进行一次全面、仔细的神经系统检查比其他内科查体更为复杂，且更加耗费时间。因此，神经系统检查是神经内科医生安身立命之本，是神经内科医生区别于任何临床专科医生最重要的标志。曾有人说过，真正的神经内科医生是能够在弹尽粮绝的情况下做出诊断的医生。拥有了更新的影像技术，比如计算机体层成像（CT）及磁共振成像（MRI），临床定位诊断是否就已经过时了呢？完全不是。临床定位诊断在患者的诊断中仍然有至高无上的重要性。确实有这样一些实际情况，即神经科会诊只剩下了两种适应证：①影像学检查阳性结果；②影像学检查阴性结果。全科医生常常不去试着对病变做出定位诊断，结果导致对脑、脊髓的成像定偏位，或者给患者开出了与最可能的疾病过程毫不相干的一些检查。床边神经系统检查是临床神经病学的根基，神经系统检查所得到的信息是现在和将来任何技术都无法代替和重复的。神经系统检查的书籍比比皆是，不计其数，但创立于19世纪的神经系统检查规范却仍然保留至今，鲜有修改，几乎是我们神经内科医生的"金科玉律"，代代相传。在许多年的临床实践中，为了记忆方便，人们也编了一些神经系统检查的口诀，如戏说神经系统检查——转眼、龇牙、把舌伸，叩肘、叩膝、划脚心。对非危重患者的神经系统评价技巧：闻其讲话，观其走路，看其眼神；对急症患者的神经系统评价技巧：精神状态，运动活动，上位脑神经；对昏迷患者神经系统检查重点：翻眼皮，抠腋窝，划脚心，搬脖子；等等。但万变不离其宗，神经系统检查的主要内容是以下九个方面：神志、语言、智能、情绪、脑神经、运动、感觉、反射、脑膜刺激征（图1-9），可简单记忆为神、语、智、情、脑、运、感、反、刺。神经系统检查应当彻底、完整而有重点，而且允许在基本原则的指导下形成个人特色。毫无疑问，神经内科医生应当更精通神经系统检查，并能对异常发现做出合理的解释。"检查告诉我们病变在何处"，应该成为我们临床神经内科医生的座右铭。

图1-9 **神经系统体格检查的九个主要方面**

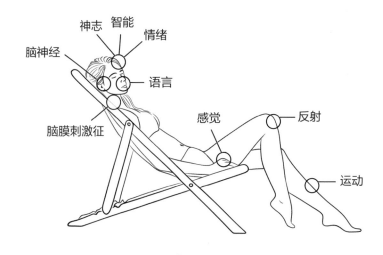

1.6 神经系统结构可以分10个层面："10"

神经解剖学常被医学生和年轻医生认为是他们必须学习的、最缺乏兴趣和难懂的专业学科之一。然而，精通临床医学所必需的神经解剖学知识是有限的。比如脊髓，尽管从字义上已经确认有许多传导束，但只有三个对临床是有重要意义的，即后索、下行的运动传导束（锥体束）及上行的脊髓丘脑侧束（图1-10）。在实际临床中，我们可以按从中枢到周围的顺序将神经系统分为十个"层面"：大脑皮质、基底节区、小脑、脑干、脊髓、神经根、神经丛、神经、神经-肌肉接头、肌肉（图1-11）。记住每个层面损伤时的具体表现，通过问诊和检查就可以定位诊断。值得再强调一次的是：诊断神经疾病的先进方法是在诊断时时刻想到通过患者的主诉、病史推测病变部位，而且即使症状多种多样，也应力求将病变部位定在一处。即通过主诉、病史，从大脑、脑干、小脑、脊髓、末梢神经、神经-肌肉接头、肌肉中找出作为病变处不能被否定的部位，并将此想法运用到神经系统检查中。

图1-10 **对临床有重要意义的三个传导束**

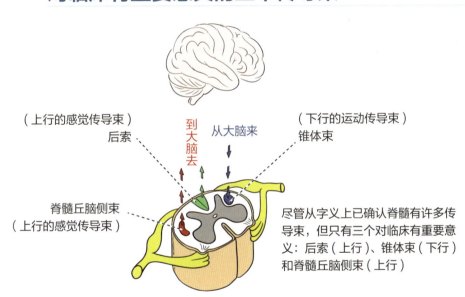

（上行的感觉传导束）
后索

到大脑去　从大脑来

（下行的运动传导束）
锥体束

脊髓丘脑侧束
（上行的感觉传导束）

尽管从字义上已确认脊髓有许多传导束，但只有三个对临床有重要意义：后索（上行）、锥体束（下行）和脊髓丘脑侧束（上行）

图1-11 神经系统的十大层面

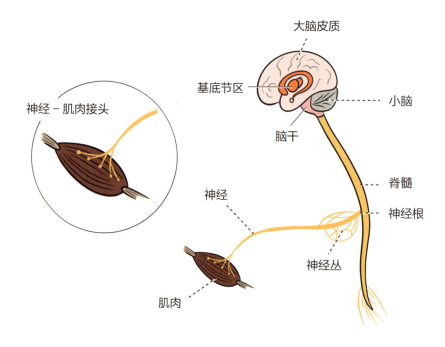

1.7 神经疾病九大病因："9"

　　神经系统疾病定性诊断是指确定病变的病理性质和原因，即对疾病作出病理、病因诊断的过程，是神经系统疾病诊断的核心。

　　因为神经系统与其他系统联系密切，且神经系统疾病不仅可由神经系统本身疾病所致，也可继发于其他系统疾病，故在考虑定性诊断时，应该从整体出发，根据起病急缓、病程长短、症状和体征出现的先后次序以及其演变过程，参照有关辅助检查的结果进行分析。常见病因有感染、外伤、血管性疾病、中毒、代谢障碍、肿瘤、变性疾病、先天性疾病和寄生虫病等。

　　所有的神经病学教材中都强调神经疾病病史采集内容包括起病形式、病程和病情波动。症状发生的先后次序，必须系统地按照其发展过程记录下来。

"按时间发展的顺序记录病史"，对疾病的"事件全程浏览"是带有一定"保密"性质的"诀窍"，对阐明症状的性质和发展是非常有帮助的。"病史告诉我们病变是什么"，神经内科临床医生一定要牢牢记在心中。

"MIDNIGHTS"原则是神经系统疾病定性诊断的经典"包围圈"（图1-12）。

虽然"MIDNIGHTS"原则是在实践中总结出来的具有实用意义的定性诊断方式，但也需要注意防止据此产生的教条主义和公式化。越来越多的证据表明，一种疾病可以有多种发病机制，如血管机制、炎症机制和变性机制等。在使用"MIDNIGHTS"原则时，除了要充分考虑首发症状和病程进展外，也要结合神经影像学和实验室检查等多种结果，才能使定性诊断更加准确。

图1-12 ## 神经系统疾病的九大病因（"MIDNIGHTS"原则）

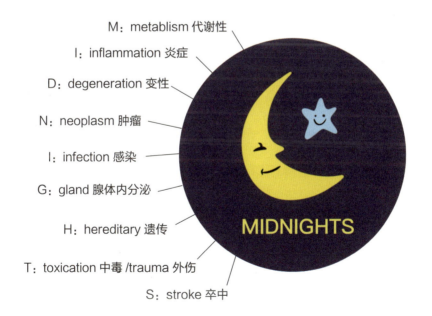

M：metablism 代谢性
I：inflammation 炎症
D：degeneration 变性
N：neoplasm 肿瘤
I：infection 感染
G：gland 腺体内分泌
H：hereditary 遗传
T：toxication 中毒 /trauma 外伤
S：stroke 卒中

MIDNIGHTS

第 2 章 问诊与查体——再怎么强调都不为过

2.1 重视问诊，学会倾听——神经系统疾病病史采集技巧

在病史采集过程中，追随每一条思路，不要抢先提问，决不给予提示。让患者用自己的话去讲述。

——Wlliam Osler

问诊是医师通过对患者或相关人员的系统询问获取病史资料，经过综合分析而作出临床判断的一种诊法。问诊是病史采集的主要手段，病史的完整性和准确性对疾病的诊断和处理有很大的影响。

通过问诊所获取的资料对了解疾病的发生、发展，诊治经过，既往健康状况和曾患疾病情况，以及对疾病诊断具有极其重要的意义，也为随后对患者进行的体格检查和各种诊断性检查提供了最重要的基本资料。

采集病史是医生诊治患者的第一步，其重要性还在于它是医患沟通、建立良好医患关系最重要的时机。正确的方法和良好的问诊技巧，使患者感受到医生的亲切和可信，有信心与医生合作，这对诊治疾病也十分重要。

2.1.1 问诊是一名称职的神经内科医生的基本功

问诊是医生诊断疾病最基本、最重要的方法和程序，更是一名称职的神经内科医生的基本功。

如果你不知道患者的症状是什么，症状是怎样开始的，性质和严重程度怎样，缓解及加重因素是什么，伴随症状和体征等是什么，那么诊断将无法开始！

Adolph Sahs老师教导我们："如果你用30分钟接诊一位患者，花28分钟询问病史，花2分钟进行体格检查，不要在头颅X线或脑电图上花费时间！"

在神经影像发展的新时代里（如CT、MRI、DSA），一些年轻医生提出这样的观点：神经病学临床已被缩减到试图猜测CT扫描和磁共振成像将显示

什么。

被复杂的神经系统定位、定性困扰的神经内科医生当然希望这是真的！与其花费较长时间去问诊和检查患者，我们何尝不愿通过神奇的机器迅速获得治疗患者所需的所有诊断信息！

遗憾的是，机器不是万能的。新技术无法削弱正确临床评估（比如问诊）的重要性。

诊断头痛的关键是病史。影像设备不能诊断偏头痛、紧张性头痛等。大部分的头晕患者磁共振扫描也未见病理性变化。抑郁症、焦虑症，以及各系统疾病所合并的焦虑、抑郁状态，CT和磁共振成像也都无能为力。而这样的患者每天都会大量地涌入神经内科门诊。尽管脑肿瘤及其他病变使神经系统或邻近组织的解剖结构发生变形，医生可以凭借CT或磁共振成像等做出比过去精确得多的定位诊断。然而，如果这些检查未聚焦于患者症状的责任区，这类病变在影像检查中可不被发现。此外，神经影像可发现与患者目前的疾病无密切关系的解剖异常，但却经常没有临床意义。与X线和脑电图时代相比，现在神经影像技术已经有了突飞猛进的发展，但医师必须了解其局限性并合理应用，才能最大限度地发挥它们的作用。

神经系统结构复杂，是由非同源性成分所组成的。其每一个组成部分都是由具有各种不同外观、功能以及对各类疾病的敏感性各异的多种亚单位所组成的。也正是因为这样，神经系统不同部位的病变才会产生能让患者感知和表达出来的症状。而凭借这些症状，我们就能大致定位神经系统病变（如语言障碍，失认和失用，视野缺损，偏瘫，意识、感知或行为改变等——大脑病变；脑神经异常、交叉性偏瘫——脑干病变；等等）。

实践证明：根据主诉，是能够做出定位诊断的。

2.1.2 清晰与充分的病史的重要性，无论怎样强调也不过分

临床诊断的过程决定于对将要诊断什么的清楚理解。因此，清晰与充分的

病史的重要性无论怎样强调也不过分。未获得足够的病史资料则很容易让患者针对实际上并未经历过的症状进行昂贵的、创伤性的、潜在危险的、最终无用的检查。同时，却忽略了必要的和适当的检查。

近年来，神经系统的各种影像学检查方法发展很快。从CT开始，现在已经有了MRI、PET、SPECT、DSA等。比起过去的望、闻、问、切，望、触、叩、听先进了许多许多。许多过去不知道原因的疾病，现在知道了；许多不知道发病机制的疾病，现在知道了。比如，对于脑血管疾病，过去中医仅能判断出是中风，或进一步分为中经络、中脏腑。而西医，只能诊断出是脑出血、蛛网膜下腔出血和脑梗死。而现在，经过检查，仅对脑梗死，就可以区别是哪种原因引起的，比如大血管粥样硬化闭塞、心源性脑栓塞、小血管病变和其他原因，从而进行更有针对性的治疗和二级预防。但是，无论检查仪器多么先进，都离不开医生的知识、经验和判断，离不开医生的问诊。

有一次，我应邀到郑州市某医院会诊。患者是一位20多岁的女性，已经病了4个月了。她在4个月前因为说话不清楚到某医院就诊。经治医生立即给她开了脑部磁共振成像检查。检查结果很快出来了：左侧脑部额顶叶有一血管瘤。于是医生认为他找到了这位患者说话不清楚的病因，以后的所有医生都按照这个线索为患者进行检查和治疗。

这位患者进行了磁共振血管成像（MRA）、CT血管成像（CTA）和DSA等几乎所有现代医学能够进行的影像学检查，证明她确实患有左侧额顶部动静脉畸形。这种动静脉畸形是先天的，可以造成癫痫发作和脑部出血，应该进行手术治疗，于是她在某医院做了脑部伽玛刀手术，导致了右侧肢体轻度偏瘫。但她说话不清的症状没有任何减轻，而且有所加重，并出现了吞咽困难。在本次住院后因严重的吞咽困难，又下了胃管。

这次的经治医生是一位有经验的内科医生。她认为患者脑部的病变不至于产生现在的症状，但不知道患者究竟患的是什么病，于是请求会诊。

吞咽困难是一种常见的症状。80%以上的吞咽困难可根据病史推断出其病因。我的任务是首先将其分为梗阻性和神经肌肉性两大类。我熟悉的是神经肌肉性吞咽困难。如果是梗阻性吞咽困难，那只能另请相关医生。

神经肌肉性吞咽困难是神经系统疾病的常见症状，可见于中枢神经系统疾病（如脑血管病、帕金森病、脑干肿瘤、肌萎缩侧索硬化、多发性硬化、亨廷顿病、脊髓灰质炎和梅毒感染后等）、周围神经病和神经-肌肉接头部病变（重症肌无力）、肌病（多发性肌炎、皮肌炎等）。

她究竟是什么病？我又一次详细地询问了病史。通过问诊，我迅速了解到患者虽然有吞咽困难，但却没有饮水发呛，喝水和进食稠的东西一样困难，可能是吞咽无力，而且患者提到早餐时会好一些。早餐时好一些？中午和晚上重？说话不清也是早晨轻晚上重？对此患者均做了肯定的回答。

于是我立即想到此疾病具有"晨轻暮重"现象，一个可能的诊断立即浮现在我的脑海之中：她有可能是"重症肌无力"！

我为患者进行了详细的神经系统检查：患者神志清楚，检查合作。下着胃管接受检查，说话声音低微，带鼻音；眼球各向活动尚可，无复视，无眼震；额纹及鼻唇沟对称；伸舌无偏歪，舌肌无萎缩；双侧咽反射存在；左侧上下肢肌力正常，右侧上下肢肌力4~5级；右侧上下肢腱反射活跃，巴宾斯基征阳性（脑部伽玛刀手术，导致右侧肢体轻度偏瘫）；感觉及共济运动无异常。

她是真性延髓性麻痹？不是。因为她没有舌肌萎缩，咽反射存在，也没有引起真性延髓性麻痹的疾病史如延髓梗死的病史、体征和影像学异常，也没有吉兰-巴雷综合征的可能。她是假性延髓性麻痹？不是。她只有单侧病理反射，而且是在脑部伽玛刀手术之后出现，显然是伽玛刀手术对脑部的创伤所致。我建议为患者进行新斯的明试验，并做重复神经电刺激试验和胸腺检查。请求会诊的医生为她注射一支新斯的明，10min后，她奇迹般地恢复正常了。重复神经电刺激试验，则出现动作电位递减现象，支持重症肌无力的诊断。患者连续几天口服常规剂量的溴吡斯的明后再到门诊见我时，已经恢复到正常状态。她出现的说话不清和吞咽困难症状是重症肌无力所致，脑动静脉畸形仅仅是并存的无症状性病灶。

这是重检查、轻病史，不进行分析导致误诊、误治的典型病例。问诊在这一病例的诊断中发挥了极为重要的作用，决不是神经影像所能代替的！

2.1.3 神经系统疾病的问诊技巧

关于神经系统疾病的问诊内容，教科书上都有论述，无外乎主诉、现病史、既往史、个人史和家族史等。现在几乎所有医院的门诊和住院病历模板上都有清晰罗列，按要求逐条填写就是了。但是，逐条填写并不能保证病历的真实和高质量。在教科书基本原则的指导下，每位医生最好能培养出自己问诊的习惯和特色，并不断提高和完善，力争病史的真实、科学和高质量。

2.1.3.1 让患者感到亲切、放松

患者初次遇到神经内科医生时往往会感到紧张、不安，不知道你将要说什么、做什么。这时你一定要设法让患者感到亲切、轻松。

我常常会先问问患者是哪里人，有时我会根据患者的口音，推测出患者是哪里人。与患者交谈时，让患者告诉你一点关于他们自己的事情，是一种很有用的策略，会一下子拉近你与他们的距离，这有助于患者的放松。

2.1.3.2 始终围绕主诉询问

主诉是患者在疾病过程中感到最痛苦的部分，包括主要症状、发病时间和变化情况。患者不是以疾病而是以主诉来就诊。因此，主诉应当尽可能精确。特定的病变会产生特定的症状，并以特定的主诉表达出来。医生必须注意不能遗漏病程中的核心内容，否则就难以准确概括主诉。

神经内科患者常见的主诉症状不外乎痛、晕、迷、麻、惊、瘫等（即头痛和疼痛、头晕和眩晕、意识障碍、记忆障碍、失眠、焦虑、抑郁、语言障碍、感觉障碍、抽搐和瘫痪等）。每种主诉都代表不同部位的病变。我们常说体检告诉我们疾病在哪儿，病史告诉我们疾病是什么。实际上，由于主诉往往是疾病定位和定性诊断的第一线索，在临床工作中，我们完全可以根据主诉进行神经系统的初步定位诊断。

① 头痛、头晕：头部病变为主。

② 语言障碍（失语），失认失用，视野缺损，同侧面部、上肢和下肢运动

功能缺失，感觉缺失，意识、感知、行为改变：大脑皮质病变。

③ 不自主运动、行动困难、冻结步态、各种震颤、舞蹈症、手足徐动症等：基底节病变。

④ 复视、吞咽困难、构音障碍、眩晕、交叉性瘫痪：脑干病变。

⑤ 平衡障碍、醉汉步态：小脑病变。

⑥ 感觉或运动"平面"、感觉分离、感觉/运动分离、早期膀胱/直肠或性功能障碍：脊髓病变。

⑦ 运动受累、感觉受累或二者受累限于单一神经根或多数神经根、神经根性疼痛：神经根病变。

⑧ 运动/感觉同时受累或单一受累限于某一周围神经：周围神经病变。

⑨ 运动后疲劳、症状晨轻暮重：神经-肌肉接头疾病。

⑩ 近端肌群无力，难以从坐位站起来，手臂举过头困难，肌痛：肌病。

总之，神经系统每一部分的病变都会产生与之相对应的主诉，这是神经系统给我们发出的诊断信号，将指引着神经内科医生去探究相应的病变部位。令人惊奇的是，虽然患者没有经过任何症状学的训练，但他们经常会用几乎完全相同的词汇去描述他们的问题，使我们在面对复杂的神经系统疾病时，不至于无从着手。

2.1.3.3 一定要问明症状

我的一位朋友，男，70岁。主诉：双眼看不清楚6个月。患者由于双眼白内障于1年前在某院手术治疗，选用贵重的人工晶体。手术后视力恢复好。按患者的话说是"清楚得吓人"。

术后半年，患者又感觉双眼"看不清楚"，于是再到眼科求治。经眼科检查，人工晶体没有任何异常。继续眼科临床和电生理检查，考虑"视网膜变性""视神经缺血性改变"，治疗无效。

我详细地询问病史，发现患者的主诉表达不准确。他的主诉是双眼看不清，但他却能从我工作的16楼看到远处路上的汽车和三轮车，能看到对面楼上有好多"窟窿"（窗户）。我问他能否看到电视屏幕下滚动的字幕。他回答说："有些看得清，有些看不清。"我拿报纸给他看，发现他有些字可以读出，有些字读不出来。拿报纸上的"大上海"三个字让他读，他却读成"苗雪梅"。这不是视力障碍，是视觉认知功能障碍！是失读！我脑中立即产生了这样的印象。我要进一步询问患者。我拿来更多的文字让患者阅读，发现阅读困难，部分性失读。

"有没有发生过对熟悉的人认不出来的情况？"我问。患者家属回答：有。难道他还有面孔失认症？我脑海中立即出现这样的设想。我立即通过手机下载了一些名人肖像让患者辨认，他一个也认不出来。问题严重了！果然不出我所料，患者确实患有面孔失认症。我又在现场用智能手机拍摄患者夫人、儿子的照片，患者照样认不出来，就连自己的照片也认不出来了。他不能从人的面孔认出这是谁，这确实是面孔失认症。但是他长期以来却以"双眼看不清"作为主诉，致使医生为他做了多次眼科方面的检查。无独有偶。这位患者的夫人也以双眼看不清作为主诉就诊并进行过多次眼科检查，最后证明是巨大垂体瘤致双颞侧偏盲。因此，仔细问明患者的症状，然后用阳性和阴性问题问明情况，是非常重要的。比如在神经内科门诊非常常见的头晕，就难以问清楚。患者描述为头昏眼花、几乎晕厥或者是旋转的感觉。此时，医生要弄清楚是外部环境在动还是患者自己在动（主观的还是客观的）。最重要的是，是否有其他伴随症状和体征，如无力、麻木或吞咽困难等。如果症状只是涉及头晕，而无伴随症状和体征，病因极有可能是外周性的。如伴有无力、脑神经受累和感觉障碍，则是脑干问题。

2.1.3.4 正确使用低度操纵模式和高度操纵模式，避免两个极端

在询问病史时，会产生两种极端情况：一是被动倾听，对患者选择的谈话内容不加任何提示、影响和干预；二是医生不断发问，甚至按照个人的固有思维去诱导患者。一定要设法避免这两个极端。可以将医生与患者的谈话分成两种模式，即低度操纵模式和高度操纵模式。低度操纵模式可以称为以患者为中

心的医患谈话，高度操纵模式则是以医生为中心的医患交流。两种模式都很重要并且有用。在医患谈话中通常应包括两种模式的互相转换。

与患者开始谈话时，一般应使用低度操纵方式。可以问："您是哪里人？""哪里不舒服？""您这次来医院就诊是因为什么？"让患者在毫无拘束的情况下谈自己的病情。医生则应该认真倾听。如果我们学会了用自己敏感的耳朵去聆听，就可能在患者的述说中得知他们对疾病的感受、疾病是如何影响了他们的工作和生活，或者他们对可能存在的疾病的担心是什么，以及他们希望从这次就诊中得到什么。患者可以因为许多原因来就诊：有些时候是某种症状很重，需要解决，如蛛网膜下腔出血所致的头痛，急性脑梗死所致的偏瘫、失语等；有些时候是因为担心别的医院或医生诊断不准确（如腔隙性脑梗死、脑白质脱髓鞘、脑供血不足等）；有些时候是因为朋友或邻居有某一症状后来死亡了，现在患者也有类似症状，惶惶不可终日；有些时候是因为工作或家庭或社会关系出了问题，导致心理障碍，而这些障碍却以头晕、头痛、失眠等为主诉来就诊。敏锐的医生可以在这种低度操纵模式中，从患者谈话的内容、语调、表情等了解到他们就诊的重要原因和想要达到的目的。

然后可以过渡到医生高度操纵模式。详细地询问症状的各种细节[如头痛的性质、部位、持续时间、诱因、伴随症状、加重和缓解因素；头晕（眩晕、晕厥前、失衡、头重脚轻等）的时间、起病方式]。这时候，医生要应用自己的医学知识，提出并检验自己的诊断假设。足够的神经系统疾病和神经症状鉴别诊断知识储备是绝对需要的。

2.1.3.5 从首发症状开始，让患者按时间顺序对疾病进行"事件全程浏览"

由于患者和家属缺乏医学知识，尤其是神经病学知识，他们往往不知道如何开始叙述病史。一个非常有用的方法是：让患者从首发症状开始，按事件发生的时间顺序叙述病史。有人发现一种方法，称其为"事件全程浏览"，对阐明症状的性质和发展是非常有帮助的。实际上，这种"事件全程浏览"并不是新的发明，就是我们平时常说的按时间顺序叙述病史。我深切体会到，使用这种"事件全程浏览"或按时间顺序叙述病史的方法确实能正确地反映患者的真实情况，而且不会有重要遗漏。用这种方法，我常能发现患者病史中某些重要遗漏而使诊断明朗化。

2.1.3.6 巧用"场景化描述"方法，准确还原神经症状发作时的情况

有人提出在对眩晕/头晕患者采集病史时可使用场景化描述的方法，准确地还原前庭症状发作时的场景，完整地描述前庭症状发作时的诱发因素、伴随症状、持续时间和发作频率等信息。这是眩晕/头晕患者病史采集的基本要求，是后续的病因分析的基础。这与从首发症状开始，按时间顺序进行"事件全程浏览"的神经系统疾病病史采集方法高度契合。实际上，对于短期发作性症状，如头痛、意识障碍、癫痫发作或急性发生的瘫痪等都可以采取这种"场景化描述"方法。

在天津医学院读研究生时，带教老师让我们写病程记录时，要做到让没有在现场的医生读后有"身临其境"的感觉，也是同样的意思。神经系统的某些症状，如头晕或头昏等，不论对患者或医生来说都很难精确定义。患者常用头重脚轻感、倾倒感、摇晃感以及踩棉花感来进行描述。以上症状可见于前庭系统疾病，尤其是非急性期病变，也可见于一些内科疾病如贫血、低血糖、心脏病或心理障碍性疾病。此时，要求患者将其症状比喻成日常生活中所经历的事件对诊断很有助益。如将眩晕描述为天旋地转、酒醉、坐旋转木马、在海上行船或者晕车样的某种感觉；一般的头昏脑涨则像是少量饮酒后、没有睡好觉的那种感觉等。准确还原急性神经症状发作时的场景及要求患者将症状比喻为日常生活中所经历的某种事件，使神经系统症状所表示的含义更易为医患双方所理解。

2.1.3.7 搜寻第一手资料，拒绝第二或第三手资料

不少神经系统疾病患者可能已经在多家医院或多位医生处就诊，携带了许多病历资料。这些资料已经给患者贴上了许多"标签"。患者也习惯了这些"标签"：腔隙性脑梗死、颈性眩晕、动脉硬化、椎-基底动脉供血不足等，不

一而足。但临床神经内科医生一定要亲自对患者的病史进行收集，形成自己的印象，然后再去阅读一下病历记录，接着再回到病史中来，澄清或补充有关的内容。患者对自己病情的了解，对病因、前驱症状、诱因，以及疾病对他们的影响比其他人更清楚。

当然，神经系统疾病常使患者的神智受到损害，有必要根据每一脑部疾病患者的精神状态和症状发生的情境做出正确判断，看其是否能清楚表述自己的病史。如若不能，就不得不询问其他知情人如患者家属、朋友或同事。

在这种情况下，现代通信技术和网络技术会起很大作用。比如，我会在患者床旁用手机向癫痫患者发作时的目击者直接询问发作时的情况，也会要求患者亲属将其发作拍摄成视频供参考。在不能拍摄视频时，我会要求见过患者发作的亲属将患者的发作情况表演出来，有时可以让诊断一目了然。

2.1.3.8 重视社会、心理因素对发病和患病的影响

许多年前，我还是神经内科研究生，常会看到一些患者偏瘫并不太严重，但却忧心忡忡、悲观失望，不配合治疗。同期的一位有精神病学背景的研究生告诉我，这是"躯体性疾病伴有情感色彩"。对这些患者，在治疗躯体疾病的同时给予心理疏导或酌情让患者服用一些抗精神病药物，常会收到良好疗效。后来，接触到医学模式的概念，才比较清楚地认识到这一问题。

1977年由美国罗切斯特大学精神病和内科学教授恩格尔首先提出了生物-心理-社会医学模式。他指出："为了解疾病的决定因素，以及达到合理的治疗和卫生保健模式，医学模式必须考虑到患者、患者生活的环境以及有社会设计来对付疾病破坏作用的补充系统，即医生的作用和卫生保健制度。"目前公认心理因素和社会因素是决定人体健康的重要因素。那些家庭稳定、人际关系良好和有可信赖亲友的人，其疾病的发病率大大少于生活孤独或心理压力大的人，后者更易患焦虑、抑郁、失眠，甚至心脏病、糖尿病和癌症。不管在治疗疾病时，还是在诊断疾病时，都要充分注意到社会、心理因素对疾病的影响。必须与患者建立良好的医患关系，充分取得患者的信任，你才能了解到心理、

社会因素究竟是怎样影响患者的发病和病情进展及严重程度的。

2.2 神经系统查体技巧

"检查告诉我们病变在何处"，是神经内科医生的一句经典语言。说的是神经系统检查是定位诊断的主要依据。定位诊断是神经内科医生最值得骄傲的地方。试想，还没有做任何特殊检查就能给患者的神经系统病变部位划定一个方向、确定一个部位，是不是着实有点神奇？但定位诊断离不开精准的神经系统检查技巧。

2.2.1 转眼、龇牙、把舌伸，叩肘、叩膝、划脚心

1976年我在北京医学院第一医院（即现在的北京大学第一医院，简称北大医院）神经科进修时，开始真正接触和学习神经系统检查。带教老师是那本许多神经内科医生都读过的大名鼎鼎的《神经系统疾病症候学》的编者王笑中老师。我的神经系统检查技术就是跟王老师等北大医院神经科的老师们学习的。许多年过去了。老师们当年讲课的内容都已经记忆到脑海中，分不清哪些是张老师讲的，哪些是李老师讲的。但王笑中老师在系统讲解过精神状态、脑神经、运动、反射和感觉的检查后，把神经系统检查戏说成"转眼、龇牙、把舌伸，叩肘、叩膝、划脚心"，这句话我还清楚地记得。

这句带有一定戏谑色彩的顺口溜实际上非常简明地概括了神经系统检查中最重要的部分：脑神经、反射和病理反射。

① 转眼：检查眼球运动神经（Ⅲ、Ⅳ、Ⅵ对脑神经，有无眼肌麻痹、同向凝视、核间性眼肌麻痹等）。

② 龇牙：检查有无面神经麻痹（中枢性、周围性面瘫）。

③ 伸舌：检查有无舌下神经损伤（中枢性、周围性，舌肌萎缩，舌肌肌

束震颤等）。

④ 叩肘：肱二头肌腱反射（正常、减弱、亢进）。

⑤ 叩膝：膝反射（正常、减弱、亢进）。

⑥ 划脚心：检查有无巴宾斯基征及其等位征。

以上检查为最起码的神经系统检查项目。王老师在戏说这一顺口溜时没有忘记肌力和肌张力的检查。在谈到不同的肌张力时，王老师说："不是面条是面筋。"

完整的神经系统检查极为复杂，要完成一套全面查体往往需要花费很长的时间。但很少有神经内科医生会对每个患者都进行如此全面的检查。我们真的并不需要正规地检查一个讲话清晰的患者的Ⅻ对脑神经。不同医师的检查内容、检查顺序各不相同，往往是结合患者的病史，根据具体情况，有重点地进行神经系统检查。根据筛查的结果，再有重点地进一步开展更加深入的检查。

神经系统检查需要根据患者提供的主诉及检查本身的各种阳性所见进行调整。Greg L.Henry等老师在其所著《神经科急症》中指出：在急诊或门诊情况下，没有时间进行全面检查，必须快速查看患者和迅速做出决定。当时间有限时，神经系统检查可查以下三个关键项目：闻其讲话、观其走路和看其眼神。这三个简单的行为可评估神经系统大部分功能，并可指导进行更详细的检查。这里，我们将解读"闻其讲话、观其走路、看其眼神"的主要内涵和其在神经系统检查中的作用。

2.2.1.1 闻其讲话

评价语言功能，有无各类失语（运动性、感觉性、混合性、命名性等）、构音障碍。用母语说话的人，有任何方面的语言困难，都应视为异常。

人的口语表达需要神经系统多个区域的严密整合。语言在额叶形成，运动区的布罗卡（Broca）区可发出特定运动方向的指令，然后信息通过皮质核束传至各脑干神经核，而这些核团支配牙齿、口唇、舌和软腭运动的肌肉，形成语言。小脑传导束对这些运动进行严密整合。

闻其讲话是神经系统检查中的一个重要步骤，通过观察患者的语言能力和表达，医生可以获得有关神经系统健康状况的重要信息。

① 语言能力评估：听其讲话是评估患者语言能力的主要手段之一。通过与患者对话，医生可以观察患者发音是否清晰、词汇是否丰富、语法是否准确等方面的情况。这些细节能够提供关于大脑和神经系统功能的重要线索。例如，患者在语言表达方面出现异常，可能暗示着病变存在于大脑中负责语言处理的区域，如布罗卡（Broca）区或韦尼克（Wernicke）区。

② 对患者情绪和认知状态的观察：在与患者进行交谈的过程中，医生还会仔细观察患者的情绪和认知状态。例如，患者可能表现出语速加快、语无伦次、插入词汇等，这可能是意识障碍、思维紊乱或焦虑等精神因素引起的。通过观察这些细微的变化，医生可以对神经系统的当前状况进行初步评估，并进一步制定治疗方案。

③ 病史采集和病情描述：除了作为一种神经系统检查的手段，听其讲话还有助于医生了解患者的病史和病情描述。患者通常会提供关于症状出现时间、持续时间、具体表现等信息，这对确定病程发展、排除其他可能原因以及制定个体化治疗方案非常重要。

在实际检查中，在听患者讲话的过程中，对于怀疑语言障碍的患者，我们可以按照失语症检查流程进行更详细的检查（图2-1）。

④ 构音障碍：构音障碍是讲话的实际运动协调问题，在"听其讲话"时非常容易发现。对不能协调运动动作的患者，重复难说的短语如"吃葡萄不吐葡萄皮"可能非常困难。这类讲话节律不正常，且常吐字含糊。这类构音障碍也可能是化学物质所致，诸如酒精中毒，或是多发性硬化症或遗传性共济失调等疾病的部分症状。口语延迟伴词语形成困难以及分节发音，可见于锥体外系性构音障碍，如帕金森病。如果发现构音障碍，可按构音障碍流程进行评估（图2-2）。

2.2.1.2 观其走路

至少观察常见的7种异常步态：偏瘫步态、剪刀步态、小脑性共济失调步态（醉汉步态）、慌张步态、肌病步态（鸭步）、跨阈步态、感觉性共济失调步

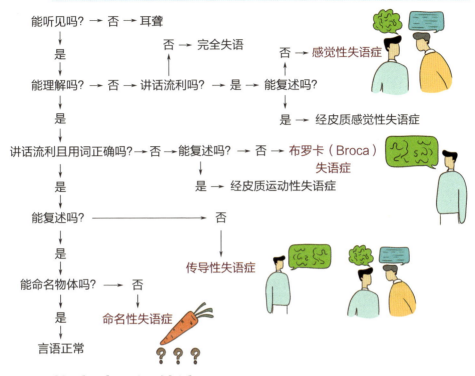

图2-1 失语症检查流程

能听见吗? → 否 → 耳聋

↓
是
↓

否 → 完全失语

否 → 感觉性失语症

能理解吗? → 否 → 讲话流利吗? → 是 → 能复述吗?

是 → 经皮质感觉性失语症

↓
是
↓

讲话流利且用词正确吗? → 否 → 能复述吗? → 否 → 布罗卡（Broca）失语症

是 → 经皮质运动性失语症

↓
是
↓

能复述吗? ————————— 否

↓
是
↓

传导性失语症

能命名物体吗? → 否

↓
是
↓

命名性失语症

言语正常

图2-2 构音障碍评估流程

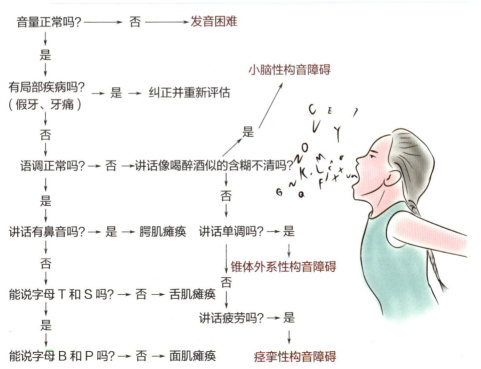

音量正常吗? ——— 否 ——— 发音困难

↓
是
↓

有局部疾病吗? → 是 → 纠正并重新评估
（假牙、牙痛）

小脑性构音障碍

↓
否
↓

语调正常吗? → 否 → 讲话像喝醉酒似的含糊不清吗?

是

↓
是
↓

否

讲话有鼻音吗? → 是 → 腭肌瘫痪　　讲话单调吗? → 是

↓
否
↓

锥体外系性构音障碍

能说字母T和S吗? → 否 → 舌肌瘫痪

讲话疲劳吗? → 是

↓
是
↓

痉挛性构音障碍

能说字母B和P吗? → 否 → 面肌瘫痪

态等。观其步态，可以提示许多疾病的诊断。

　　导致随意运动的兴奋始于大脑皮质，通过内囊传入脑干，运动指令经皮质核束传入脑干各神经核。运动指令继续沿脊髓在与之相伴的皮质脊髓侧束中传送至身体其他部分。传至脑干核团的运动纤维基本上在此水平交叉，传至身体其他部位的所有运动信息在延髓下部锥体交叉处交叉。皮质脊髓侧束纤维在脊髓的相应水平与特定运动纤维形成突触联系。接着运动指令离开脊髓通过脊神经前根进入周围神经。周围神经刺激神经-肌肉接头引起骨骼肌收缩，运动活动最终完成（图2-3）。小脑功能则是不断地以平稳与整合的方式调节、协调和精确运动动作。

图2-3　**运动系统传导通路图**

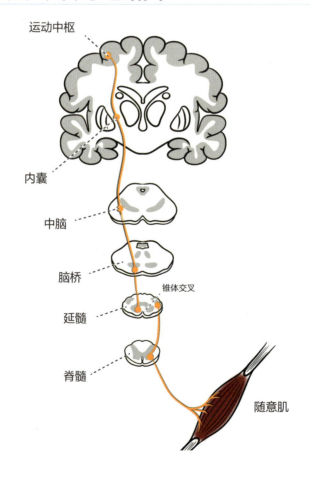

"观其走路"在神经系统检查中是一种有价值的方法。通过细致观察患者的步态特征，医生可以了解神经系统功能、运动控制、平衡和姿势等方面是否存在异常。这种观察方法为医生诊断和治疗神经系统疾病提供了重要线索。因此，在神经系统检查中，我们应该重视观察患者走路的方式，以获取更全面准确的诊断结果。除了让患者正常行走外，还可以让患者足跟行走、足尖行走、足尖抵足跟向前和向后行走，更敏感地发现患者的步态异常和稳定性障碍。

　　几乎所有中枢和外周神经系统疾病都有特征性的步态（图2-4）。一个机敏的检查者可以通过正确的步态评价而接近诊断。当然，机敏的医生通过采集病史已有初步诊断，并通过查体来确认它；有经验的医生仅凭观察患者的行走就能够在很大程度上了解患者的运动功能状态和协调能力。

图2-4　常见异常步态

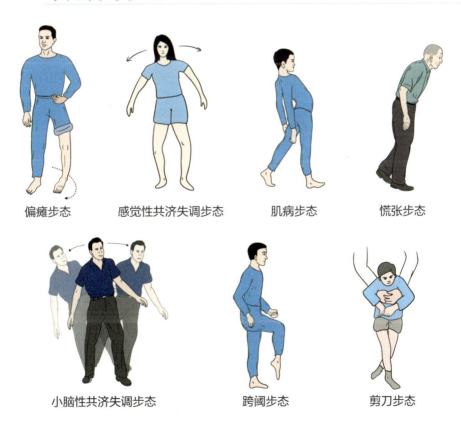

偏瘫步态　　　感觉性共济失调步态　　　肌病步态　　　慌张步态

小脑性共济失调步态　　　跨阈步态　　　剪刀步态

① 偏瘫步态：患者行走时，病侧上肢呈内收、旋前、屈曲姿势，且无正常摆动，下肢呈伸直状态而屈曲困难，行走时脚趾触地，举步时将病侧骨盆提高以帮助提起下肢，偏瘫侧下肢向外似画圈样移步向前，如向左右侧行走时，向病侧行走时困难较少，向健侧行走时较为困难，因为病侧下肢移近正常下肢时脚趾常常触地。此种偏瘫步态系由锥体束损害所致，多见于脑血管疾病的恢复期。

② 剪刀步态：此为痉挛性截瘫的特征。因双下肢肌张力增高，呈僵直、内收状，伴有马蹄足及足弓缩短，故曳足而行，两足向内交叉，形成剪刀步态。因膝关节弯曲以致跨步小而缓慢。见于脊髓横贯性不完全性瘫痪、大脑性瘫痪及遗传性痉挛性截瘫。

③ 慌张步态：为帕金森病的特征。患者上身前倾，肘、膝稍屈，因周身肌张力增高，行走时起步慢，跨步小，双足擦地而行，上肢无联带摆动。由于躯干前倾，身体重心前移，故起步后即小步急速前冲，以致不能立即停步。

④ 感觉性共济失调步态：步态不稳，行走时两足距离大，举足过高，踏地过重，步伐大小不匀，摇摆不稳，双眼注视地面或双脚，闭目时则不能行走。见于脊髓结核、脊髓亚急性联合变性、多发性神经炎等。

⑤ 小脑性共济失调步态（醉汉步态）：举足缓慢，步基过宽，用力过重，行走时左右摇摆不定，弯曲前进，患者越是企图纠正而行走越发困难，结果表现为着地如顿足，摇摆不定状若醉酒，睁眼和闭眼时均行走困难，但闭眼时更重。小脑蚓部病变时主要表现为步态不稳，左右摇摆且不规则，两足过度分开，可向前后倾倒。小脑半球及一侧前庭病变时则向病侧倾倒。

⑥ 跨阈步态（鸡步）：或称足垂性步态，以行走时过度高抬患肢和脚用力着地为特征，甚至腿已抬起而足趾尚拖曳在地上。见于腓总神经麻痹、脊髓前角灰质炎等。

⑦ 肌病步态（鸭步）：由于骨盆带肌无力，步行或站立时脊柱前凸，行走时臀部左右摇摆，形如鸭步。

2.2.1.3 看其眼神

抑郁、焦虑、呆滞、斜视、同向凝视等是看其眼神的观察项目。通过这三项简单的观察（闻其讲话、观其走路、看其眼神），神经内科医生便可窥见患者神经功能之一斑。"望而知之谓之神，闻而知之谓之圣"，我们神经内科医生也能做到。

眼部检查是神经科查体中不可或缺的组成部分。眼部外观、眼球位置、瞳孔变化、眼球震颤等可以为脑部疾病的诊断提供许多有用的信息。了解眼外肌的解剖原理是重要的，因为它是脑干检查的基础。清醒患者的眼球随意运动受额叶眼极（前额区或额极区）的控制，它们是每侧额叶启动眼球自主控制的中心，信息通过皮质下结构及下行的运动传导通路传递至脑桥凝视中枢。

眼球协同运动本身是通过位于脑干中心的内侧纵束实现的，内侧纵束连接Ⅲ、Ⅳ和Ⅵ对脑神经核。位于枕后部的视中枢协调眼球追踪或追随运动，一旦额叶眼极锁定一个物体，后部皮质中枢就向脑干发出信息，从而确保眼球平稳追随。在神经系统检查中，观察患者的眼神可以提供关于患者神经状态和大脑功能的重要线索。

"用眼观脑"应该成为神经科医生的一句格言。因为一个人的眼神中隐藏着丰富的神经系统疾病信息。

（1）情绪表达　眼睛是我们情绪表达的重要方式之一，焦虑、抑郁等病症可能导致眼神的相应变化。例如，焦虑、紧张时常常表现为眼神的不稳定和快速转移。而在抑郁状态下，眼神则可能呈现出凝视或迟钝的特征。通过观察患者的眼神，医生可以获得一些关于其情绪症状的线索，帮助我们做出更准确的诊断。

正常人的眼神：喜悦、自然、自信；

焦虑症患者的眼神：紧张、害怕、焦虑、恐惧；

抑郁症患者的眼神：悲观、淡漠、无望、无助；

老年期痴呆患者的眼神：呆滞、木讷、无神。

（2）认知功能　眼神可以反映大脑的认知功能。神经系统疾病可能导致注意力、记忆力、思维和判断力等认知能力的下降。这些变化往往会影响人们眼神的表现。例如，在认知障碍或失智症中，患者可能出现目光游离或眼神空洞的情况。医生可以通过仔细观察患者的眼神来评估其认知功能是否受到损害，并进一步制订治疗计划。

（3）眼球位置　通过眼球位置可推断哪些脑神经受损，如眼球向外分离提示双侧动眼神经受损，眼球内聚提示双侧外展神经受损，一侧眼球处于外展位提示该侧动眼神经受损等。

（4）眼球运动　眼球运动受到大脑的控制，可以反映大脑的解剖结构和神经传导是否正常，可以帮助医生评估其神经系统的功能状况。

（5）眼肌麻痹　通过对眼球位置和眼球运动情况的观察，可以诊断眼肌麻痹。眼肌麻痹是一种常见的临床症状，是由于眼球运动传出通路障碍而引起的疾病，其主要表现为斜视、复视、眼球运动异常以及异常头位等。

① 核上性眼肌麻痹：累及大脑皮质及脑桥侧视中枢及其传导束，使双眼出现同向注视运动障碍。就是我们通常说的凝视麻痹。

② 核间性眼肌麻痹：脑干内侧纵束损害所致，主要表现为双侧眼球的水平同向运动障碍。

③ 核性眼肌麻痹：脑干病变（血管病、炎症、肿瘤）所致眼肌麻痹。多为双侧眼球运动障碍；脑干内邻近结构损害，可出现分离性眼肌麻痹。

④ 核下性眼肌麻痹：一侧脑神经完全性损害所致，多伴脑神经邻近结构受累。

如果在看其眼神的过程中，发现患者存在斜视和眼球运动异常，提示眼肌麻痹时，需要进行更加精细的神经系统检查。

（6）瞳孔变化　两侧瞳孔不等大、一侧瞳孔散大、瞳孔固定常提示该侧动眼神经受损，可为小脑幕切迹疝压迫所致。两侧瞳孔散大、固定常提示中脑受损或阿托品类中毒。脑桥被盖损害时瞳孔缩小，只对强光有反应。

（7）眼球震颤　在看患者眼神时要观察其有无自发性眼球震颤、凝视诱发性或体位性眼球震颤。这一检查十分重要，尤其是在诊断眩晕/头晕疾病时。因为眼球震颤是眩晕患者具备的唯一客观体征。周围性前庭病变常出现水平性或旋转性眼球震颤，而中枢性病变常出现垂直性眼球震颤，这是一种不祥的体征。

① 前庭性眼球震颤：由内耳前庭感受器或前庭神经病变导致，特点是眼球震颤的快相不会随凝视方向的改变而改变，始终朝向同一个方向。眼球震颤方向可以为水平性或旋转性，可被视觉所抑制。患者常有眩晕、恶心呕吐等自主神经症状，严重程度与眼球震颤强度一致，可伴有听力下降、耳鸣等症状，但多无眼球运动障碍。

② 中枢性眼球震颤：多由前庭中枢病变（包括脑干、小脑病变）引起，特点是眼球震颤的快相随着凝视方向的改变而改变。眼球震颤方向除水平性、旋转性外还可出现垂直性，不被视觉所抑制。患者眩晕症状多较轻，而且与眼球震颤强度不一致，还多有中枢神经系统（CNS）疾病症状。

总之，在神经系统检查中，敏锐的观察者"看其眼神"就能了解有关大脑、脑干、精神、情绪的许多信息，对神经系统疾病的诊断有很大帮助。神经眼科学的魅力之一就是通过"看其眼神"诊断神经系统疾病。

2.2.2 对急症患者的神经系统快速评价技巧：精神状态、运动活动、上位脑神经

在会诊一位疑似神经急症患者时，由于急症的时效性较短，应主要针对患者精神状态、运动活动、上位脑神经等进行检查，可以比较容易地判断患者是否有神经系统病变。

① 精神状态：觉醒状态（清醒、嗜睡、昏睡、昏迷、迟钝）、意识内容（痴呆、谵妄）、感知及行为改变等，是脑部病变的定位线索。

② 运动活动：有无偏瘫、截瘫、单瘫、交叉性瘫痪等。

③ 上位脑神经：了解有无上位脑神经麻痹、脑干功能障碍。

2.2.3 对危重患者的神经系统检查：昏迷的深度、以眼观脑、肢体瘫痪和病理反射、姿势反射、紧张性颈反射、脑膜刺激征

神经科危重患者的常见病因如图2-5所示。

对昏迷患者，判断有无脑膜刺激征和脑的局灶性神经体征（偏瘫、病理反射等）是最重要的。昏迷患者神经系统检查重点：翻眼皮，抠腋窝，划脚心，搬脖子。

① 翻眼皮：看眼位，观察有无同向凝视、眼偏斜、眼肌麻痹、瞳孔大小。

② 抠腋窝：给予疼痛刺激，观察肢体活动，判断有无偏瘫。

③ 划脚心：判定有无病理反射。

④ 搬脖子：判断有无颈项强直、脑膜刺激征。

图2-5　神经科危重患者的常见病因

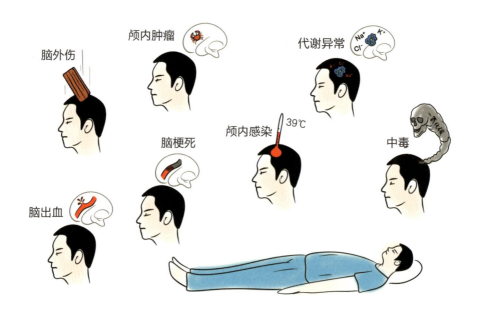

2.2.3.1 昏迷的深度

① 压迫眶上神经测定昏迷的深度。

② 用格拉斯哥昏迷评分（Glasgow coma score, GCS）量表评估昏迷的深度（图2-6）。

图2-6 **格拉斯哥昏迷评分量表**

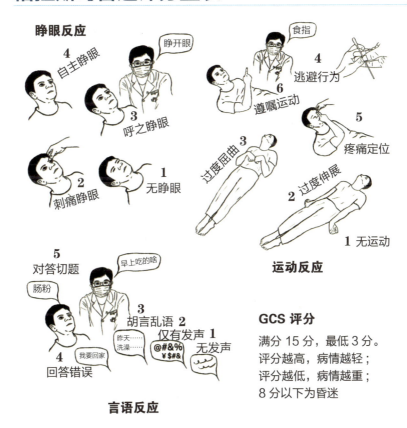

2.2.3.2 以眼观脑

① 眼睛外观：见图2-7～图2-12。

② 眼球位置：可推断哪些脑神经受损，如眼球向外分离提示双侧动眼神经受损，眼球内聚提示双侧外展神经受损，一侧眼球处于外展位提示该侧动眼神经受损等（图2-13）。在有肢体偏瘫的情况下，双眼同向凝视（同向凝视的一级和二级中枢见图2-14）可以帮助判断病变的位置（图2-15）。

图2-7　熊猫眼征（前颅底骨折：青紫色）

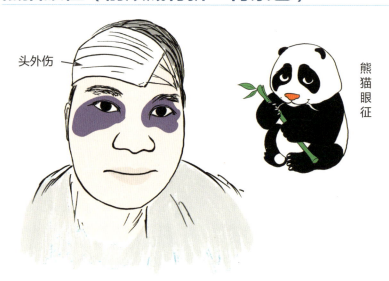

头外伤

熊猫眼征

图2-8　落日征

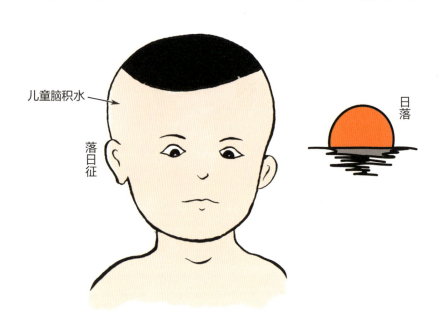

儿童脑积水

落日征

日落

图2-9 有一种红眼要看脑外科（介入科）

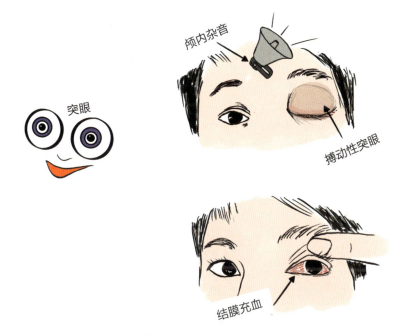

颅内杂音

突眼

搏动性突眼

结膜充血

（A）颈内动脉－海绵窦瘘三联征

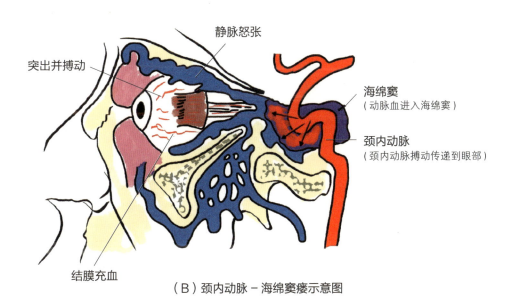

静脉怒张

突出并搏动

海绵窦
（动脉血进入海绵窦）

颈内动脉
（颈内动脉搏动传递到眼部）

结膜充血

（B）颈内动脉－海绵窦瘘示意图

图2-10 巩膜黄染

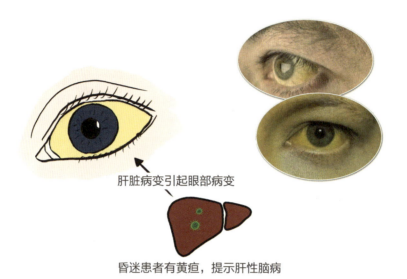

肝脏病变引起眼部病变

昏迷患者有黄疸，提示肝性脑病

图2-11 角膜K-F环（提示肝豆状核变性）

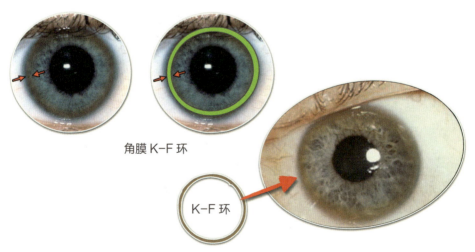

角膜 K-F 环

K-F 环

提示肝豆状核变性。K-F环常需要裂隙灯才能观察到，典型者肉眼也可看见……

图2-12 毛细血管扩张性共济失调综合征

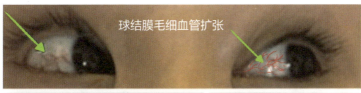

球结膜毛细血管扩张

毛细血管扩张性共济失调综合征：以小脑性共济失调、球结膜血管扩张、进行性病程和逐渐衰退为特征，毛细血管扩张性共济失调综合征患者常伴有免疫功能缺陷

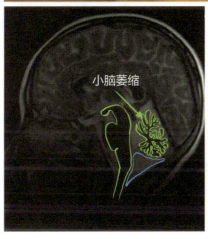

小脑萎缩

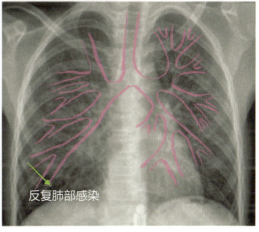

反复肺部感染

图2-13 由眼球判断神经损伤

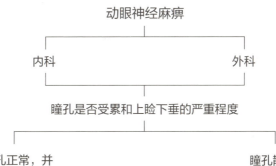

动眼神经麻痹

内科 ——— 外科

瞳孔是否受累和上睑下垂的严重程度

瞳孔正常，并且上睑下垂相对严重（如脑梗死所致）

瞳孔散大

- 后交通动脉瘤
- 颈动脉瘤
- 小脑上动脉瘤
- 基底动脉尖端的大动脉瘤（常同时累及滑车神经）
- 蝶鞍旁肿瘤
- 蝶骨嵴内侧脑膜瘤
- 颅底肿瘤

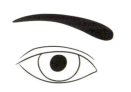
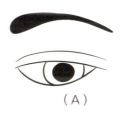

（A）

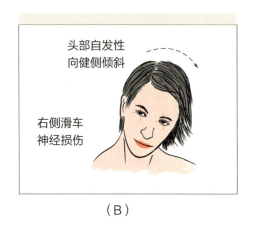

头部自发性
向健侧倾斜

右侧滑车
神经损伤

（B）

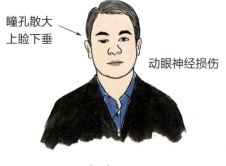

瞳孔散大
上睑下垂

动眼神经损伤

（C）

图2-14 **同向凝视的一级和二级中枢**

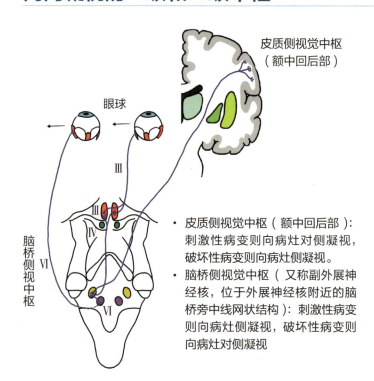

皮质侧视觉中枢
（额中回后部）

眼球

脑桥侧视中枢

- 皮质侧视觉中枢（额中回后部）：刺激性病变则向病灶对侧凝视，破坏性病变则向病灶侧凝视。
- 脑桥侧视觉中枢（又称副外展神经核，位于外展神经核附近的脑桥旁中线网状结构）：刺激性病变则向病灶侧凝视，破坏性病变则向病灶对侧凝视

图2-15 **肢体偏瘫情况下的同向凝视**

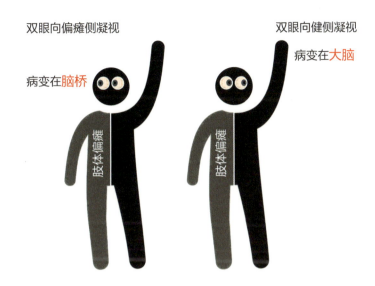

双眼向偏瘫侧凝视　　　　　　　　双眼向健侧凝视

病变在**脑桥**　　　　　　　　　　病变在**大脑**

肢体偏瘫　　　　　　　　　　肢体偏瘫

③ 角膜反射：向上轻推一侧上眼睑，露出角膜，再用棉花丝触及角膜周边部，观察双眼有无眨眼动作（图2-16）。检查完一侧后再检查另一侧。刺激双眼角膜后，如无眨眼动作，可判定为角膜反射消失。

④ 头眼反射：又称洋娃娃头试验。轻扶患者头部向左右、上下转动时，眼球向与头部运动相反的方向移动，然后眼球逐渐回到中线位（图2-17）。该反射涉及前庭核、脑桥侧视觉中枢、内侧纵束、眼球运动神经核。头眼反射在大脑半球弥漫性病变时出现并加强，在脑干弥漫性病变时消失。如为一侧脑干病变，头向病灶侧转动时无眼球运动反射，而向对侧转动时仍存在眼球运动反射。如仅为某一眼球的内收或外展障碍，提示该侧动眼神经或外展神经瘫痪（图2-18）。

⑤ 前庭眼反射：方法是用注射器将20mL冰水注入一侧外耳道，检查一侧后再检查另一侧。正常反应是出现快相向对侧的两眼球震颤。如半球弥漫性病变而脑干功能正常时，出现两眼强直性向刺激侧的同向偏斜，如昏迷是由脑干弥漫性病变引起，则无反应。

图2-16 **角膜反射检查示意图**

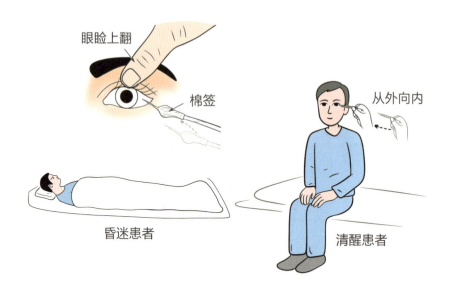

眼睑上翻

棉签

从外向内

昏迷患者

清醒患者

图2-17 **头眼反射（洋娃娃头试验）**

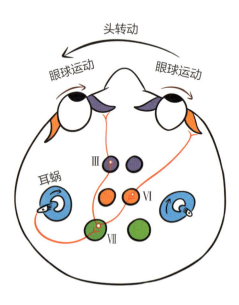

头转动

眼球运动

眼球运动

耳蜗

III

VI

VII

图2-18 **头眼反射消失是一种不良的体征**

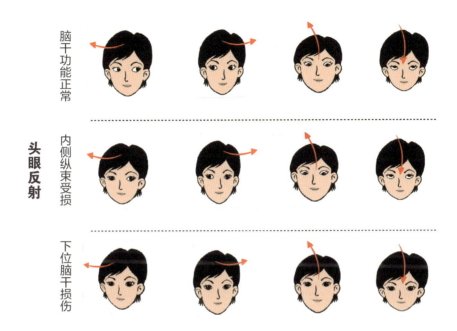

脑干功能正常

头眼反射 内侧纵束受损

下位脑干损伤

⑥ 瞳孔变化：两侧瞳孔不等大，一侧瞳孔散大、瞳孔固定常提示该侧动眼神经受损，可为小脑幕切迹疝压迫所致。两侧瞳孔散大、固定常指示中脑受损或阿托品类中毒。脑桥被盖损害则瞳孔缩小，只对强光有反应。有脑部病变诊断意义的瞳孔变化见图2-19。

⑦ 睫-脊髓反射：针刺或掐捏一侧颈部皮肤，瞳孔即扩大（同侧瞳孔扩大，对侧瞳孔亦间接扩大）。其反射弧为信息通过颈神经传入，中枢为颈8～胸1脊髓侧角，经颈交感神经传出。此反射若存在，提示下脑干功能正常，并证实颈段脊髓、上胸段脊髓及交感神经功能正常。

⑧ 视野变化：见图2-20。

⑨ 眼底有无视乳头水肿和出血（颅内压增高）：眼底照相能够观察到视网膜、视乳头、黄斑区、视网膜血管的形态，以及视网膜上有无出血、渗出、血管瘤，视网膜变性区，视网膜裂孔，新生血管，萎缩斑，色素紊乱等改变（图

图2-19 有脑部病变诊断意义的瞳孔变化

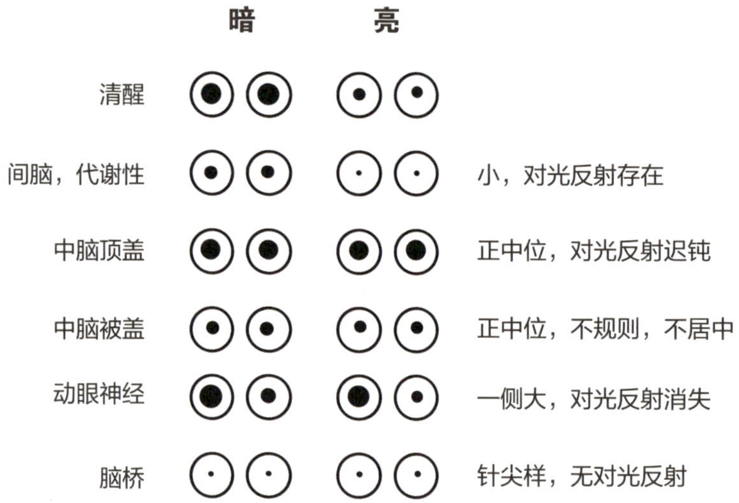

暗
亮
清醒
间脑，代谢性
小，对光反射存在
中脑顶盖
正中位，对光反射迟钝
中脑被盖
正中位，不规则，不居中
动眼神经
一侧大，对光反射消失
脑桥
针尖样，无对光反射

- 瞳孔的形状、大小、对称性和对光反应为脑干及动眼神经功能评估提供有价值的线索
- 引起昏迷的各种结构性病变可伴瞳孔异常

图2-20 视觉通路与视野缺损

眼球
视交叉
视神经
外侧膝状体
视放射
视觉中枢

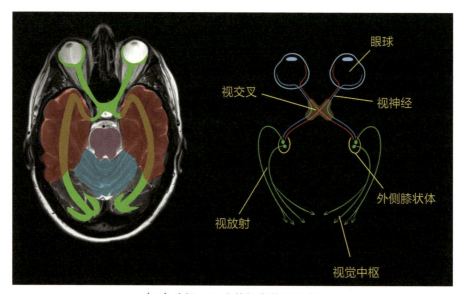

（A）头颅 MR 上的视觉传导通路

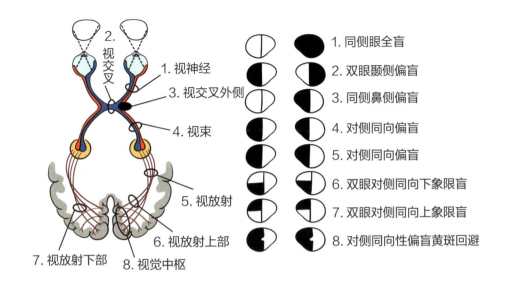

图中标注：

左侧示意图：
- 2. （眼球顶部）
- 视交叉
- 1. 视神经
- 3. 视交叉外侧
- 4. 视束
- 5. 视放射
- 6. 视放射上部
- 7. 视放射下部
- 8. 视觉中枢

右侧视野缺损：
1. 同侧眼全盲
2. 双眼颞侧偏盲
3. 同侧鼻侧偏盲
4. 对侧同向偏盲
5. 对侧同向偏盲
6. 双眼对侧同向下象限盲
7. 双眼对侧同向上象限盲
8. 对侧同向性偏盲黄斑回避

（B）视觉通路与视野缺损示意图

2-21）。使用眼底照相之后，就可以详细全面地记录和保存不同检查时间点眼底的形态，通过对比眼底照片的变化，就可以发现病情的细微改变，这在多种眼科与神经科疾病的诊断与治疗中发挥着重要作用。

2.2.3.3 肢体瘫痪和病理反射

① 肢体瘫痪：可通过自发活动的减少及病理征的出现来判定昏迷患者的瘫痪肢体。

昏迷程度深的患者可重压其眶上缘，疼痛可使其健侧上肢出现防御反应，患侧则无此防御反应；可观察患者面部疼痛表情，判断有无面瘫；也可将患者双上肢同时托举后突然放开任其坠落，瘫痪侧上肢坠落较快，即肢体坠落试验阳性（图2-22）。

将患者一侧下肢屈曲，足踵着床，突然松手，如该侧下肢渐渐下落于原位，能自行管制者为正常反应(无瘫痪)，如该侧下肢急速下落呈外旋伸展位，则为异常反应（瘫痪）（图2-23）。

图2-21 **眼底照相下的眼底表现**

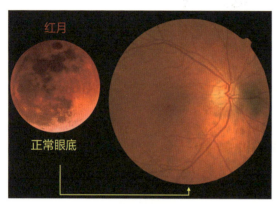

（A）正常眼底

（B）视乳头水肿（颅内压增高）

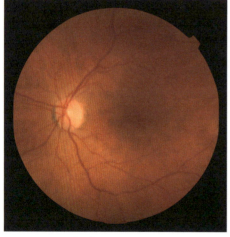

（C）视神经萎缩

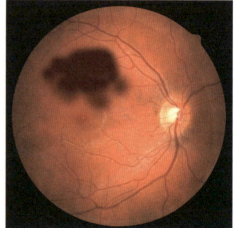

（D）眼底出血

图2-22 肢体坠落试验（图为右侧偏瘫，右上肢坠落较快）

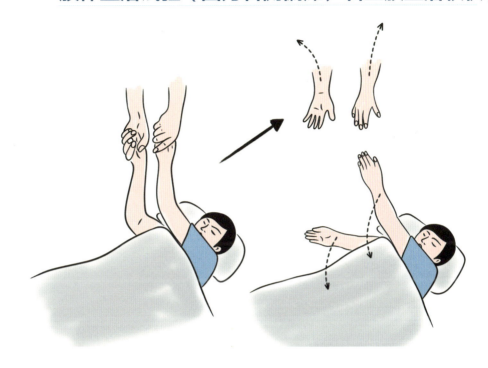

图2-23 下肢肌力异常检查（图为右侧瘫痪，右下肢急速下落后呈外旋伸展位）

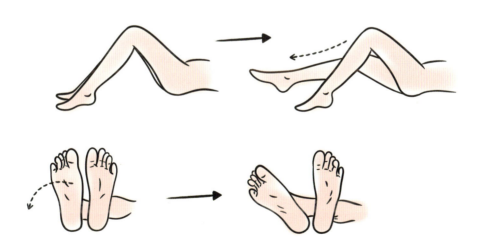

② 病理反射：锥体束受损的各种病理反射见图2-24。

图2-24 锥体束受损的各种病理反射

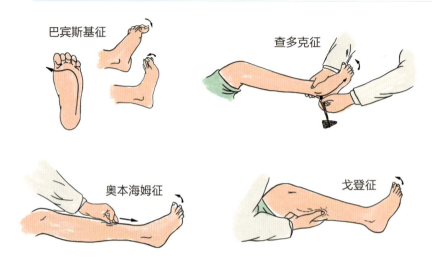

巴宾斯基征

查多克征

奥本海姆征

戈登征

2.2.3.4 姿势反射

① 去皮质强直：表现为上肢屈曲、下肢伸直，常见于大脑白质、内囊和丘脑病变。

② 去大脑强直：表现为角弓反张、四肢伸直和肌张力增高，常见于中脑损害、颅后窝病变、缺氧或低血糖等。

这两种姿势反射可为全身性的，也可是一侧性的（图2-25）。

2.2.3.5 紧张性颈反射（或称颈伸展反射）

紧张性颈反射指向一侧旋转患者头部，出现面部所向一侧的上下肢强直性伸展，枕部所向一侧的上下肢屈曲的一种反射。此反射在婴儿时为正常，随着大脑发育而被抑制。在去大脑、去皮质和中脑病变累及双侧锥体束时可出现，可见于脑干上部肿瘤或脑基底部脑膜炎等（图2-26）。

图2-25　两种姿势反射

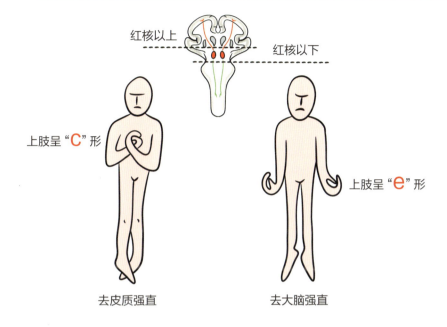

红核以上

红核以下

上肢呈"C"形

上肢呈"e"形

去皮质强直

去大脑强直

图2-26　紧张性颈反射

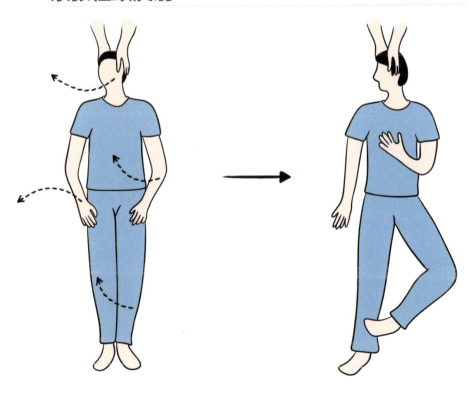

2.2.3.6 脑膜刺激征

脑膜刺激征伴有发热常提示中枢神经系统感染，不伴有发热多为蛛网膜下腔出血（图2-27、图2-28）。

2.2.4 非经典脑膜刺激征和病理反射检查法：坐位低头试验、吻膝试验、双划征

这是值得我们中国神经科医生骄傲的神经系统体征。因为，这些体征是由我们中国神经科学者最早提出的。

图2-27 导致脑膜刺激征的各种疾病

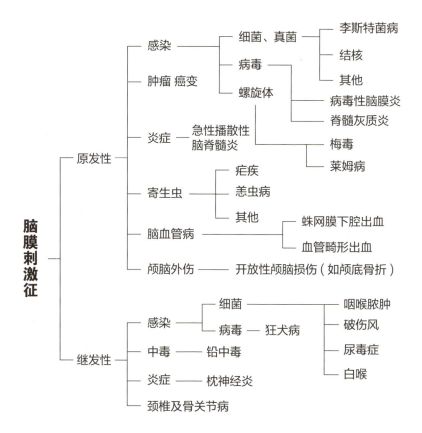

图2-28 **脑膜刺激征**

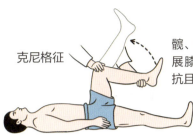

克尼格征

髋、膝关节 90°屈曲，被动伸展膝关节时出现下肢疼痛、抵抗且膝关节伸展小于135°

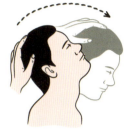

颈抵抗

布鲁津斯基征

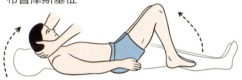

颈强直（颈抵抗）
屈颈伴有双膝屈曲

脑膜刺激征

伴有发热，常提示中枢神经系统感染
不伴有发热，多为蛛网膜下腔出血

2.2.4.1 坐位低头试验

患者取坐位,两下肢伸直,使下肢与躯干呈直角,嘱患者尽量低头。正常时,其下颌可抵达其前胸部。若低头时,患者颈项部僵硬,其下颌不能触及前胸部,并出现颈项疼痛,即为阳性（图2-29）。

2.2.4.2 吻膝试验

患者取坐位，两膝、髋关节尽量屈曲,嘱其下颌部尽量接触膝部。正常时,下颌部应能接触膝部,若不能触及,即为阳性（图2-30）。

坐位低头试验和吻膝试验是我国学者秦幼音于1964年提出的,可早期发现轻微脑膜刺激征,并作为腰穿留取脑脊液进行检验的指征。本书作者早年在郏县人民医院工作时,曾用这两种检查方法发现多例早期流行性脑脊髓膜炎病例。

但是,当你遇到的患者是腹型肥胖者,可不要高估了吻膝试验的重要性。

图2-29 坐位低头试验（＋）

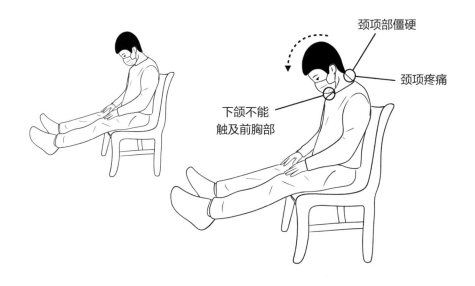

颈项部僵硬

颈项疼痛

下颌不能
触及前胸部

图2-30 坐位吻膝试验（＋）

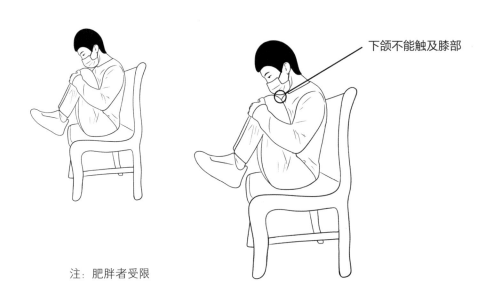

下颌不能触及膝部

注：肥胖者受限

2.2.4.3 双划征

双划征是由我国学者谭梅尊等于1987年在巴宾斯基征和查多克征的基础上改良刺激方法提出的下肢病理反射。进行双划征操作时,将多用叩诊锤两臂间的夹角张大至5°～15°（两臂间的夹角可依据足背的厚薄而增加或减少）,使两臂的尖顶紧贴于患者的足背外缘及足底外缘(相当于足外缘线上、下各0.5～1.5cm处),由足跟外侧基底部开始,缓慢地向前直划至足小趾的底节处。划时用力程度及速度与检查巴宾斯基征或查多克征时相同,其阳性反应、可疑反应及正常反应的判定亦同巴宾斯基征及查多克征。研究者指出,在存在锥体束损害时,双划征的阳性率高于巴宾斯基征及查多克征。

2.2.5 判断急性前庭综合征是周围性抑或中枢性的床旁检查

急性前庭综合征是一组以急性眩晕为主要症状,或伴恶心、呕吐、眼球震颤、步态不稳的临床综合征。判断急性前庭综合征是周围性还是中枢性前庭病变是重中之重,而HINTS检查法是很重要的鉴别方法。

HINTS检查法包括三部分:甩头试验、凝视诱发性眼球震颤和眼偏斜,三者被合称为敏感三步床边眼动检查法。此检查法是集静态和动态功能检测于一体的快速前庭功能床旁检查（表2-1）。

表2-1　如何判断周围性病变还是中枢性病变

提示前庭周围性病变	提示前庭中枢性病变（小脑、脑干）
甩头试验（+）	甩头试验（-）
凝视诱发性眼球震颤（-）	凝视诱发性眼球震颤（+）
眼偏斜（-）	眼偏斜（+）

2.2.5.1 甩头试验

患者与医生面对而坐,医生要能够清楚地看到患者的眼球,患者须紧紧盯住医生的鼻子或者室内的其他物体，同时要求患者充分放松颈部。检查时将患者的头部快速地转向右侧，等待片刻后再转向左侧，如此往返几次。为了避免患者预测其转头的方向，可以将其头部缓慢放回中线位置后再重新转头。

甩头试验对于前庭功能受损有高度特异性。如果患者眼球随头部摆动，并迅速返回原位，则提示沿头部走向的前庭周围功能受损，即当患者头部被迅速向右转动时，患者出现了眼球快速跳动，则提示右侧前庭周围性病变，如患者未出现眼球快速跳动时，则提示前庭中枢性病变。即甩头试验异常，提示前庭周围性病变；甩头试验正常，提示前庭中枢性病变。

甩头试验是通过观测患者被快速甩头后眼球快速跳动的有无，评估两侧半规管系统高频区功能障碍的检查方法。操作时要遵循五项技术要求：被动、短暂瞬时、方向不可预知、高加速度和小振幅。

2.2.5.2 凝视诱发性眼球震颤

将视靶从患者双眼正前方向左、右、上、下等方向分别偏移30°（在距离双眼30cm处，30°的偏移相当于3个手掌或12个手指并拢的宽度），视靶在每个位置上需停留数秒钟，如有必要还可延长停留时间。在此过程中，注意观察眼球震颤出现的方向和类型。眼球震颤的振幅也非常重要：大振幅凝视诱发性眼球震颤被称为凝视麻痹性眼球震颤，即患者无法凝视偏移的目标，这一现象往往由同侧的脑干或小脑病变所引起（并可由其他中枢神经系统症状或体征所证实）。相反，前庭周围性病变只能引发细微的水平性眼球震颤，直视眼位时振幅可有增大和增强。

另外，前庭周围性病变常出现水平性或旋转性眼球震颤，而前庭中枢性病变常出现垂直性眼球震颤。垂直性眼球震颤是一种不祥体征！

2.2.5.3 眼偏斜（眼倾斜反应）

患者先轻轻闭上眼，若眼球在闭目条件下偏到一侧，即为眼偏斜。再让患者迅速睁开眼，在睁开眼睛固视的一瞬间，可以观察到眼球通过纠正性扫视，快速由倾斜的一侧回到正中固视眼位。这个纠正性眼动说明患者闭目后眼球倾斜到一侧。这个异常眼征叫作眼偏斜，是由橄榄小脑通路病变引起的。如果眩晕患者出现这种眼征，则提示前庭中枢性病变，应立即进行脑部磁共振检查。

国外研究表明，HINTS检查法能够快速区分急性前庭综合征是外周性病变还是中枢性病变。研究发现，HINTS检查法诊断卒中的敏感性为100%，特异性为96%。

应当指出，虽然这些研究结果令人惊喜，备受推崇，但在实际操作中却不尽如人意！因为这些研究存在一些设计方面的问题，未充分考虑诊断方法的稳定性及可重复性。比如甩头试验，因操作者不同，所以其稳定性、可重复性差的问题较为突出，存在一定的假阳性和假阴性。在遇到急性前庭综合征需要鉴别是周围性病变还是中枢性病变时，仍需综合考虑患者年龄、症状特点、危险因素、全身及神经系统检查发现等。当患者有3种或以上脑血管病危险因素时，即使是孤立性眩晕，也要考虑脑血管疾病的可能而给予积极治疗，并应尽快行头部磁共振检查尤其是DWI及SWI序列。

2.2.6 前庭功能快速测评法：看一看、摇一摇、指一指、站一站、走两步

在遇到可疑前庭功能障碍或头晕/眩晕患者时，可以启用前庭功能快速测评法。

2.2.6.1 看一看

即看眼球震颤（简称眼震），这一检查十分重要，因为眼震是眩晕具备的唯一客观体征。

没有任何外界干预，头正位直视前方时出现的眼震反应是自发性眼震（图2-31）。

2.2.6.2 摇一摇

摇头试验：摇头时诱发的眼震可以评价患者双侧前庭功能的对称性及中枢

速度储存机制的完整性。摇头可以是被动的，也可以是主动的。

患者头前倾接近30°，使水平半规管处在刺激平面，然后在水平方向上以2次/s的频率摇动15s，振幅接近20°。停止摇头后，嘱患者立刻睁大眼睛直视前方，观察有无眼震发生（图2-32）。摇头的主要目的是把潜在的前庭张力不平衡诱发出来，如果存在潜在的两侧外周前庭张力不平衡或中枢速度储存机制受损，可观察到摇头后水平眼震或错位眼震。由此可见，摇头眼震既可以来自周围性前庭疾病，也可以来自中枢性前庭疾病。在单侧周围性前庭疾病，急性期时摇头眼震朝向健侧，大约1周后常可逆转朝向损伤侧。双侧前庭病变时，如果两侧为均衡性损害，没有张力不平衡或非对称性存在，则不会出现摇头眼震。有人研究发现，摇头眼震对单侧前庭病变的敏感性达31%，特异性为96%。中枢性前庭疾病的摇头眼震形式多种多样，包括轻度摇头诱发出强烈的摇头眼震，而这种强烈的眼震通常不伴有双温试验异常，常出现错位型眼震（垂直或者扭转眼震），脑干梗死患者摇头眼震可表现为多种形式，有研究者对小脑梗死患者的摇头眼震进行分析，发现大部分单侧小脑梗死患者的摇头眼震水平成分朝向损伤侧。仔细评估摇头眼震的形式有助于定位诊断。

图2-31 自发性眼球震颤与病因

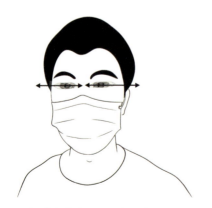

周围性前庭病变：水平性或旋转性眼震

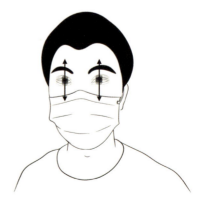

中枢性前庭病变：垂直性眼震

图2-32 摇一摇：眼球震颤的摇头试验

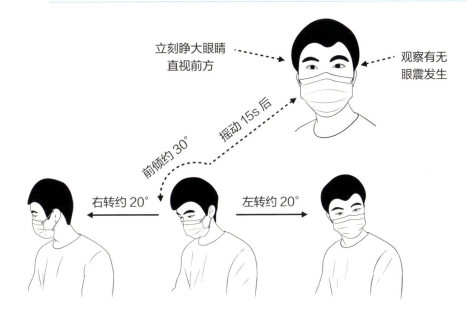

立刻睁大眼睛直视前方

观察有无眼震发生

摇动15s后

前倾约30°

右转约20°

左转约20°

2.2.6.3 指一指

过指试验：是用来检查前庭系统和小脑功能是否正常的一种方法。

患者与检查者相对而坐，两人双上肢向前平伸，食指相互接触。要求患者抬高伸直的上肢，然后再恢复水平位，以食指再接触检查者的食指。上下臂均应在肩关节矢状面上运动，避免内收和外展，连续三次偏斜为异常。

异常结果判断：周围性前庭病变时过指试验的特点是双手偏向前庭功能较低侧，方向与倾斜方向一致，与自发性眼震方向相反。小脑病变时过指试验的特点是患侧单手向患侧偏斜（图2-33）。

2.2.6.4 站一站

Romberg（龙贝格）征检查：患者面对医生，闭目直立和双足靠拢至少15s，然后让患者分别依次向左或右转体90°、180°、270°和360°，重复检查（图2-34）。患者的身体向一侧大幅度摇晃、倾斜和倾倒者为阳性。如为前庭病变，不论患者所处方位如何，恒定地倒向功能低下侧。结果判读见图2-35。

图2-33 指一指：过指试验

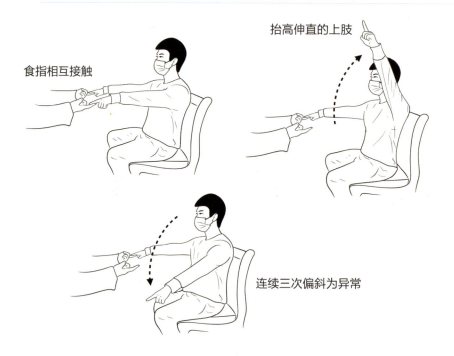

食指相互接触

抬高伸直的上肢

连续三次偏斜为异常

图2-34 站一站：Romberg征检查

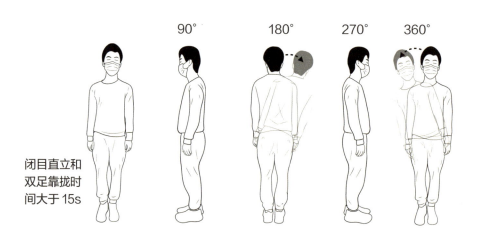

90° 180° 270° 360°

闭目直立和
双足靠拢时
间大于15s

图2-35 **Romberg征检查结果判读**

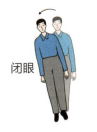
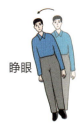

闭眼　睁眼

急性前庭病变：向一侧倾倒

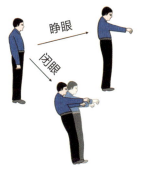

睁眼

闭眼

脊髓后索病变 / 周围
神经病：仅闭眼后摇晃

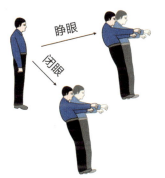

睁眼

闭眼

急性小脑 / 脑干病变：睁眼和闭眼都摇晃

2.2.6.5 走两步

原地踏步试验：患者闭眼和原地踏步，观察其是否重复出现朝向前庭功能减退侧的转向。检查时，要求患者闭目面对医生，双足并拢，上臂向前平举，屈膝抬高大腿至水平位，做正常步行速度的原地踏步（每分钟110次），50次后停止。正常人只有身体的轻微摇晃或向一侧10°～15°的偏转。若患者身体出现大幅度摇晃或偏转度大于15°（有人认为是大于45°）则为阳性。单侧前庭病变患者，则恒定地向功能低下侧偏转。

看一看、摇一摇、指一指、站一站、走两步，看似简单，但却能通过前庭-眼反射、前庭-脊髓反射快速地测评前庭功能及小脑功能。应当牢记，临床神经病学检查在评价平衡和步态障碍中具有不可替代的作用。通过步态、姿势反射和Romberg征的检查，再配合快速而恰当的下肢肌力、共济运动、腱反射和音叉震动觉检查，非常有助于临床诊断。

2.2.7 用于评估轻度瘫痪的轻瘫试验

对于轻度瘫痪一般方法不能肯定时，可做轻瘫试验以帮助诊断。

2.2.7.1 上肢轻瘫试验

让患者将双上肢伸出平举于胸前，维持10s后，一侧上肢无移动，另一侧缓慢下落，即表示下落侧有轻度瘫痪。

2.2.7.2 下肢轻瘫试验

① 患者取俯卧位，检查者将其两膝屈曲至垂直位，放手后几秒钟患肢即逐渐下垂。

② 患者取俯卧位，用力屈膝使足跟碰到臀部，检查者可观察到轻瘫侧的踝关节与趾关节不能伸直。

③ 患者取仰卧位，其髋关节与膝关节皆屈曲呈直角位，几秒钟后患肢便不能支持而下垂，即表示有轻度瘫痪。

传播得沸沸扬扬的"中风120"中的"2"，查2只胳膊就是用的上肢轻瘫试验。

实际上，"中风120"和作为其前身的辛辛那提院前卒中评分并不全面，因为并没有将大脑前动脉闭塞时所致的以下肢瘫痪为主的情况和纯感觉性卒中等包含进去，后循环缺血的延髓外侧综合征（瓦伦贝格综合征）、"孤立性眩晕"等也没有包含进去。不过，我们不应求全责备，"中风120"已经为卒中患者早期就诊发挥了很大的作用。毕竟，大脑中动脉支配区发生卒中的可能性最大。

2.2.8 能够确诊良性阵发性位置性眩晕的Dix-Hallpike试验

良性阵发性位置性眩晕是导致眩晕的最常见疾病之一。虽然是耳科疾病，但这些患者也常常会光顾神经科。Dix-Hallpike试验是其确诊的唯一手段。此时，磁共振也只能自愧弗如。因此，神经科医生应该掌握这种技术。通过这种试验，可以简单地评价患者半规管病变的位置，可以"复制"出良性阵发性位置性眩晕患者的眩晕症状和眼球震颤。

操作时让患者端坐在检查床上，将患者快速从坐位变换为头部低垂于水平面以下30°，将头朝向一侧转动45°，再向另一侧转动（图2-36）。

判断Dix-Hallpike试验的阳性标准为诱发眩晕（有数秒潜伏期）和出现旋转性眼震，1min内缓解。在重复检查后，症状减轻或眼震潜伏期延长（疲劳现象）。

如无潜伏期和疲劳现象，则多为严重的中枢性疾病所致。此时，脑部磁共振检查就可以大显身手了。

图2-36 **Dix-Hallpike试验**

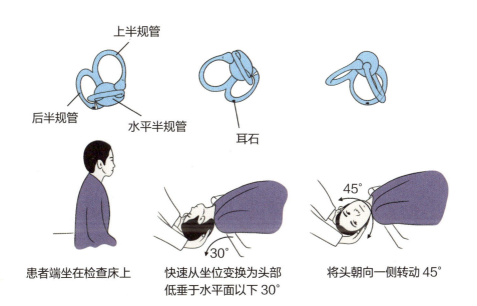

| 上半规管 | | |
| 后半规管 | 水平半规管 | 耳石 |

患者端坐在检查床上　　快速从坐位变换为头部低垂于水平面以下30°　　将头朝向一侧转动45°

2.2.9 简易认知功能评估：画钟试验、视觉运用、四步命令试验、面－手试验

2.2.9.1 画钟试验

一种简单的画钟试验可以帮助医生诊断阿尔茨海默病（老年痴呆症）。

方法：要求患者在白纸上独立画出一个钟，并标出指定的时间（例如8点25分、9点10分等），并要求在10min内完成[图2-37（A）]。

画钟试验的计分方法有多种，目前国际上普遍采用四分法计分：如果能够画出闭合的圆（表盘），得1分；如果能够将数字安置在表盘的正确位置，得1分；如果表盘上12个数字正确，得1分；如果能够将指针安置在正确的位置，得1分。最高4分：4分表明认知水平正常，3分表明认知水平轻度下降，0~2分则表明认知水平明显下降。

研究表明，画钟试验诊断早期老年痴呆症的敏感性在80% ～ 90%之间。

画钟试验从表面看好像很简单，但完成它却需要很多认知过程参与。画钟试验与文化相关性很小，不管是什么语言、什么文化程度，只要能够听懂简单的提示语，都能按要求画出钟来。如若一个智力正常的老年人变得画不出一个完整的钟，他的认知水平肯定是下降了。

2.2.9.2 视觉运用

检查患者看到一个呈现时长2s的手姿（如拇指与中指相接触呈环状）后复制出来的能力[图2-37（B）]。患者必须看着手（枕叶及顶叶皮质7区、18区、19区），理解命令（Wernicke 22区）并记住它（丘脑背内侧核、穹窿、乳头体及海马内侧）并有能力保留记忆痕迹（一个运动程序）。单个记忆痕迹在运动前区皮质的6区编码，激活运动皮质4区，启动运动程序。

不要小看这么简单的操作，它可以检查视觉、短时记忆及前额叶及额叶运动区的功能呢！

2.2.9.3 四步命令试验

四步命令试验要求患者用右手摸其左耳朵,然后闭眼,再伸出舌头[图2-37(C)]。

这需要患者有能够区分左右(左侧顶叶皮质39区、40区)、越过中线(39区、40区)、认识身体部分(右侧顶叶后部皮质)、保持闭眼(右侧顶叶皮质,如果不能完成,则为顶叶持续不能)及执行所有任务而不被以前的任务困扰的能力(左额叶皮质,如果不能完成,则为额叶持续不能)。

四步命令试验可以检查 Wernicke 22区、语言接受区、左顶叶及额叶的主要区域,以及短期记忆。

2.2.9.4 面-手试验

如果患者有轻度认知功能障碍或医生感觉到患者有轻度的觉醒水平下降,可以进行面-手试验[图2-37(D)]。在谈话中,检查者用一侧手指摸自己的脸,用另一侧手指摸患者的手,然后问患者摸了他的什么部位。有的患者会回答:"我的脸。"这提示患者可能有认知功能障碍。

图2-37 简易认知功能评估法

能够画出闭合的圆(表盘):1分
能够将数字安置在表盘上的正确位置:1分
表盘上12个数字正确:1分
指针安置在正确的位置:1分
最高4分:
4分——认知水平正常
3分——认知水平轻度下降
0~2分——认知水平明显下降

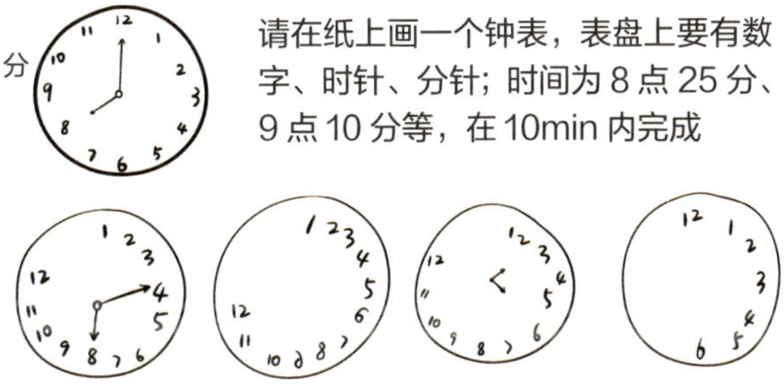

请在纸上画一个钟表,表盘上要有数字、时针、分针;时间为8点25分、9点10分等,在10min内完成

(A)画钟试验

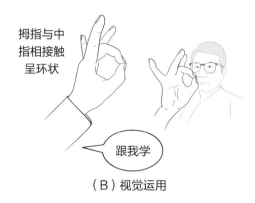

拇指与中指相接触呈环状

跟我学

（B）视觉运用

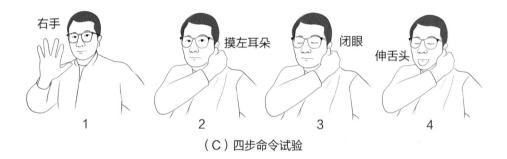

右手

摸左耳朵

闭眼

伸舌头

1　　　　　2　　　　　3　　　　　4

（C）四步命令试验

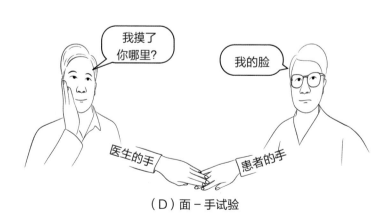

我摸了你哪里?

我的脸

医生的手

患者的手

（D）面－手试验

如果画钟试验、视觉运用、四步命令试验、面-手试验出现了问题，应该对患者进行标准的精神状态检查和认知功能评估。

本节从土笑中老师戏说的"转眼、龇牙、把舌伸，叩肘、叩膝、划脚心"开始，收集和整理了作者在平时的门诊、查房、会诊中遇到非危重和急症神经疾病、疑似运动障碍和脑膜疾病、眩晕/头晕、意识及认知功能障碍等，时常用的一些检查方法和技巧。当然，神经系统检查有标准的程序和方法，我们的先辈留下了许多大部头、小部头的有关神经系统检查的经典著作，深入细致地学习、研究、领会，做到融会贯通，是完全必要的。但是，面对具体的一位患者，如果能够记住一些简易的神经系统检查方法和技巧，并能熟练、准确地操作，也足以发现或除外神经系统的器质性病变。至于病变的精确定位诊断，就要在临床定位诊断之后，交给CT、MRI、DSA和神经电生理等现代医学影像和其他仪器检查去完成了。

第 3 章 定向诊断——判断是 不是神经科疾病

3.1 定向诊断的基本思路

定向诊断是神经科医生诊断实践的第一步，即首先判断患者是神经科疾病抑或非神经科疾病。

疾病的临床表现非常复杂，有时复杂得超乎想象，不断学习和积累经验是神经科医生的常态。需要神经内科医生动用强大的鉴别诊断能力甄别患者的病情。

（1）神经内科疾病的主要症状 痛、晕、迷、麻、惊、瘫、哑、傻是神经疾病的主要症状。神经内科医生一定要非常熟悉常见的神经系统疾病症状的表现特点、发生机制、发生部位和可能原因。

（2）认真鉴别症状是神经系统疾病引起的还是其他系统疾病所引起的。

3.2 从症状看是不是神经系统疾病

神经系统疾病的主要症状是头痛、头晕、昏迷、感觉障碍、各种瘫痪和癫痫。为了好记，就用"痛、晕、迷、麻、瘫、惊"6个字表示。虽然这6个字并不能完全准确地概括神经系统疾病的所有症状，但是已经涵盖了大部分，用这些症状可以对疾病进行定向诊断。有这些症状和体征者，可能是神经系统疾病，没有这些症状和体征者，可能是其他系统疾病。

3.2.1 痛：头痛

头痛是临床上最为常见的主诉之一。临床常见的头痛见图3-1。

（1）紧张性头痛 与精神有关的双颞侧头痛且时轻时重是典型的紧张性头痛。

（2）偏头痛 多为单侧头痛，呈搏动性，常伴恶心或呕吐以及畏光和畏声，持续4～12h，有时持续时间更长。可能有先兆症状（典型偏头痛）或无

图3-1　临床常见的头痛

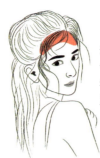

紧张性头痛
疼痛伴有头部紧束感、束带感

偏头痛
头痛多位于一侧，典型者伴有恶心及视觉变化

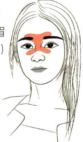

从集性头痛
疼痛位于一侧眼及眼眶周围

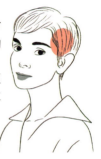

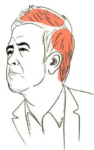

颈部病变引起的头痛
位于头顶和（或）后枕部

窦性头痛
疼痛位于眉骨和（或）颧骨后

颞下颌关节疾病引起的头痛
疼痛位于颞侧耳前部位周围

先兆症状（普通偏头痛），后者见于70% ～ 80%的患者。

（3）丛集性头痛　是严格的单侧反复发作性头痛，主要影响男性患者。在1 ～ 2个月中密集性发作。

（4）其他　越来越多的慢性持续性头痛患者，经常感到头部不适。许多慢性持续性头痛患者是由于偏头痛每天应用镇痛药所致。反复发作性头痛的部分原因在于生活压力，而头痛本身又给个人和家庭带来压力。对这部分头痛患者，只有经过多次就医，全面了解这种复杂的相互关系后，才能做出完整的诊断评价。

诊断头痛的关键是病史。

大多数情况下不必做诊断性影像学检查。对于头痛方式不典型、有癫痫发作史或神经系统局灶症状或体征的患者建议进行影像学检查，新近起病和头痛恶化（即不典型的头痛方式）是重要指征。MRI虽然费用较高，但仍是脑肿瘤和大多数影像学检查可确诊的继发性头痛的最佳影像学诊断方法。若怀疑有急性出血，应建议做CT。不过，自从磁共振磁敏感加权成像（SWI）出现以后，已经打破了CT诊断脑出血"一统天下"的局面。

在评价头痛时有助于记住临床危险信号的记忆方法是由David Dodick博士提出来的。他建议应用"SNOOP"，它们分别代表：

S——全身性疾病/症状/体征（发热、肌痛、体重减轻、恶性肿瘤病史或ADIS）；

N——神经系统症状和体征（精神改变、痫性发作、视神经乳头水肿、局灶性神经科体征）；

O——突然发作（霹雳性头痛）；

O——老年（50岁以上新发头痛）；

P——头痛模式发生改变（特别是在发生频率和严重程度上快速恶化）。

中国医学生只要能够记住老年—全身—神经—突然—变化这几个关键词就可以了。

当存在上述任何情况时，应考虑进行实验室检查、影像学检查和（或）脑脊液分析，以找出继发性头痛的病因。

3.2.2 晕：头晕

头晕是临床上常见的另一个症状。引起头晕的疾病涉及多个学科，主要涉及耳科、神经内科及精神科（图3-2）。

眩晕： 是对空间定向障碍产生的一种运动错觉。患者常描述为自身或外界环境出现旋转、翻滚、倾倒等感觉。

头晕脑涨： 也称头昏，常指头重脚轻、头昏沉、身体漂浮等。与眩晕最主要的区别是患者无自身或外界环境的运动错觉。

平衡障碍： 当老年人前庭器官、视觉或本体感觉发生退行性变，难以保持身体平衡时，其主诉为头晕。这种情况常见于站立或行走时，一般不见于坐位时（有诊断提示意义）。平衡障碍也可由脑部疾病、帕金森病和周围神经病变（如糖尿病或维生素B_{12}缺乏）引起。

图3-2 **临床常见的头晕病因**

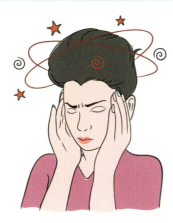

头昏 / 眩晕：常见于脑部疾病、前庭器质性病变、心脏疾病及功能性障碍疾病，是一种临床常见症状……

晕厥前：指大脑血液供应普遍下降后出现黑矇、快失去意识知觉、即将晕倒的感觉。

病史采集是头晕患者诊断中最重要的部分。

可靠的病史能使2/3的头晕/眩晕患者得到正确归类，其余1/3患者，大多数也可通过床旁检查明确诊断。辅助检查虽可提供诊断佐证，但罕有确诊价值。

诱因、相关症状和体格检查均有助于缩小诊断范围。精神性因素的筛检在每位头晕患者的诊断过程中都是不可或缺的组成部分。

体格检查时应有所侧重，重点检查神经系统。要仔细观察患者的眼睛，有无自发性眼球震颤、凝视诱发性眼球震颤。如怀疑良性阵发性位置性眩晕，应进行Dix-Hallpike试验检查。还要观察患者的步态和平衡功能情况。

有人对头晕/眩晕患者的床边检查项目进行总结简化，形成"看一看、摇一摇、指一指、站一站、走两步"的快速临床检查口诀（前庭功能快速测评法），非常简单实用。

3.2.3 迷：昏迷

昏迷是指患者自我意识和周围意识均丧失，不能被唤醒的一种状态。昏迷为病情危重的信号。除了药物和创伤所致昏迷外，昏迷患者预后很差。昏迷时间越长，预后越差。

昏迷时间很少超过4周，以后患者进入植物人状态或逐渐恢复。

评估昏迷患者时，应想到下列分类（图3-3）：

① 创伤性：脑挫裂伤、颅内出血、弥漫性神经细胞损伤。

② 代谢性：糖尿病、甲状腺疾病、酸碱及电解质紊乱、低血糖、肝脏疾病、肾脏疾病及肾上腺疾病、低温和高温均可致昏迷。

③ 血管性：脑血管意外、蛛网膜下腔出血、动脉瘤、高血压脑病、子痫。

④ 感染性：脑膜炎、脑脓肿、硬膜下积脓、脑炎。

⑤ 中毒：毒物、药物过量、撤药综合征。

⑥ 器质结构性：肿瘤。

昏迷患者神经系统检查的重点是要明确有无脑膜刺激征、颅内压增高、脑局灶性神经体征，明确大脑及脑干功能障碍的部位，从而了解有无颅内病变及其病变的部位和性质。

脑膜刺激征及脑局灶性神经体征是每一位昏迷患者都必须检查的项目，其临床意义如下。

① 脑膜刺激征(+)、脑局灶性神经体征(−)：对于突发的剧烈头痛，应先考虑蛛网膜下腔出血（脑动脉瘤、脑动静脉畸形破裂）；对于发热，应先考虑脑膜炎、脑炎；小脑扁桃体疝。

② 脑膜刺激征(+)或(−)、脑局灶性神经体征(+)：外伤所致的脑挫伤、硬膜外血肿、急性硬膜下血肿；突然发生昏迷的，可能为脑出血、脑栓塞、脑血栓形成；先有发热者，可能为脑脊髓炎、脑炎、脑脓肿、脑血栓性静脉炎；缓慢发病者，可能为脑肿瘤、慢性硬膜下血肿。

③ 脑膜刺激征(−)、脑局灶性神经体征(−)：尿毒症、糖尿病、急性尿卟啉症患者可有尿液检查异常；低血糖、心肌梗死、肺梗死、大出血患者可伴有休克；酒精、麻醉剂、镇静催眠药、一氧化碳中毒患者应有中毒史；肝性脑病患者可有黄疸；肺性脑病（二氧化碳麻醉）患者常伴发绀；严重感染性疾病、

热射病、甲状腺危象患者多伴有高热；酒精中毒、吗啡中毒、黏液性水肿昏迷患者体温常较低；脑震荡患者有外伤史；癫痫患者可有反复发作的病史。

遇到昏迷患者，可参照图3-3寻找诊断线索。

图3-3 **昏迷患者的诊断线索图**

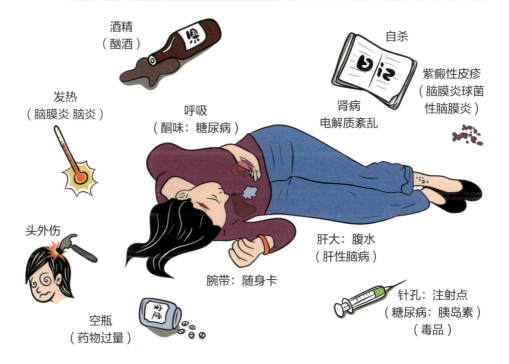

3.2.4 麻：麻木（感觉障碍）

麻木和感觉异常是指感觉功能丧失和障碍。麻木意味着感觉丧失，而感觉异常意味着自发的阳性症状，诸如麻刺感、烧灼感或发痒等。

感觉症状是主观的，感觉体征也主要是主观的，因为它们需要患者报告特定的感觉刺激，诸如锐物、轻触或振动音叉的感觉刺激减弱或缺失。

感觉系统查体可能是神经系统检查中最费时、最费劲而且最没有收获的部分。单凭感觉障碍判断病变部位是不够的，需要参考运动障碍和反射改变等体征，并相互印证诊断才比较准确。

感觉检查是一项细致的工作。检查的结果必须经过周密的分析，去粗存精，去伪存真，方能得到有价值的、有助于临床诊断的资料。

感觉症状可由神经系统多个水平的病变所致（图3-4）。周围神经的病变，如单神经病（如腕管综合征）或多发性神经病均可引起麻木与感觉异常；脊髓或脑的中枢性病变也可引起麻木与感觉异常。

图3-4 感觉系统通路

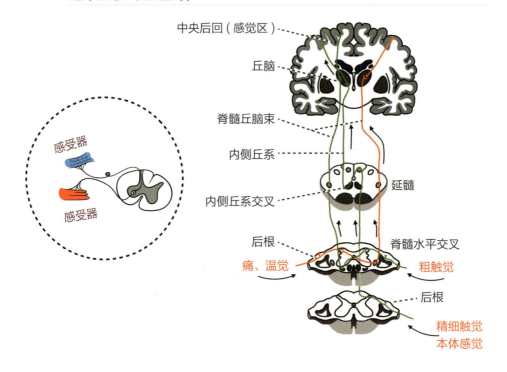

按解剖上感觉路径的不同部位，感觉障碍可以划分为下列数种：末梢型、神经干型、后根型、后角型、前联合型、传导束型、丘脑型、内囊型、皮质型等（图3-5）。

图3-5 **不同病变的感觉障碍模式**

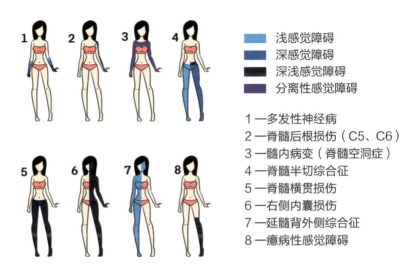

浅感觉障碍
深感觉障碍
深浅感觉障碍
分离性感觉障碍

1—多发性神经病
2—脊髓后根损伤（C5、C6）
3—髓内病变（脊髓空洞症）
4—脊髓半切综合征
5—脊髓横贯损伤
6—右侧内囊损伤
7—延髓背外侧综合征
8—癔病性感觉障碍

3.2.5 瘫：瘫痪（无力）

神经系统疾病一个最常见的表现是无力，分析无力的类型以及有无伴随体征是诊断的关键。

在分析任何无力症状时，首先要考虑的是，无力是由神经系统的哪个水平引起的。当考虑从最中枢性至最周围性病因时，可涉及皮质、白质（皮质脊髓束或皮质延髓束）、脑干或脊髓、脊神经或脑神经根、神经丛、周围神经、神经-肌肉接头以及肌肉（图3-6）。其次要考虑的是，出现无力症状的身体部位，是累及一侧躯体还是双侧躯体，是累及一个肢体还是一个肢体的一部分。如果累及双侧，它是对称的还是非对称的，是近端的还是远端的（图3-7）。

评价出现无力症状患者的决定性步骤是定位引起临床症状的解剖部位。有用的方法是，对于每个病例医生都要考虑其症状是否可被大脑、脑干、脊髓、周围神经、神经-肌肉接头或肌肉的某一个病变引起。临床病史和神经系统检查是必要的信息来源。病变的正确定位及临床病程则提示鉴别诊断，之后鉴别

图3-6　随意运动传导束

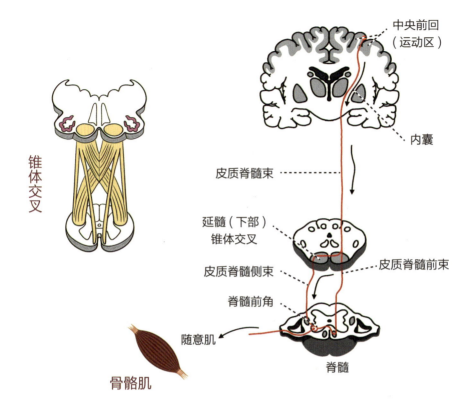

中央前回
（运动区）

内囊

皮质脊髓束

延髓（下部）
锥体交叉

皮质脊髓侧束

皮质脊髓前束

脊髓前角

随意肌

脊髓

锥体交叉

骨骼肌

诊断则提示适当的实验室和影像学检查。

与分析感觉障碍时相反，分析无力症状时常常是按从中枢到周围的顺序：大脑（中央前回、大脑白质、内囊）→脑干→脊髓→周围神经→神经-肌肉接头→肌肉。

3.2.6 惊：惊厥、癫痫

癫痫发作具有突然性、暂时性和反复性三个特点，实质是脑灰质神经元群的过度异常放电。

不同部位的神经元群放电其临床表现也各有不同，概括地说，既可以表现为躯体或内脏方面的感觉或运动失常，也可以表现为情感或意识方面的活动失常（图3-8）。

详细的病史和神经系统检查是疾病诊断的关键。

病史中的局灶性症状高度提示器质结构疾病。近期发热性疾病伴癫痫发作、头痛、精神异常或神志恍惚，提示急性中枢神经系统感染；神经系统检查异常提示颅脑占位性病变；明显的局灶性发作（凝视、扭头）有助于癫痫与晕厥的鉴别；具有感情脆弱和精神治疗史，但神经系统检查无异常，则假性癫痫的可能比较大；妊娠晚期伴癫痫发作提示妊娠高血压。

图3-7　从中枢到周围的不同类型的瘫痪

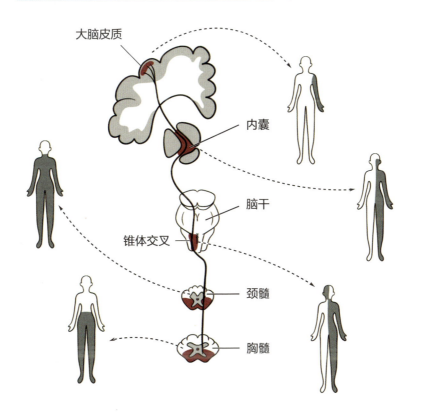

大脑皮质
内囊
脑干
锥体交叉
颈髓
胸髓

图3-8 癫痫（强直-阵挛性发作）

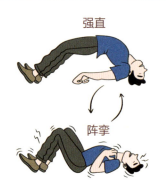

强直

阵挛

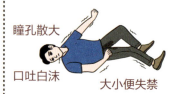

四肢、躯干、头部阵挛性抽搐

瞳孔散大

口吐白沫

大小便失禁

癫痫大发作

3.3 从查体征象判断是不是神经系统疾病

实际上，各种反射的检查，为的是帮助临床医生判定神经系统损害的部位，我们只要记住肱二头肌反射、肱三头肌反射、桡骨膜反射、膝反射、跟腱反射这五个深反射，以及角膜反射、咽反射、腹壁反射、提睾反射这四个浅反射，还有巴宾斯基（Babinski）征、查多克（Chaddock）征、奥本海姆（Oppenheim）征、罗索利莫（Rossolimo）征这四个病理反射，这就已经够用了。

尤其是在CT、MRI和DSA时代，反射检查的主要作用是区别中枢神经损伤还是周围神经损伤，大致判断病变的位置，而且上面提及的那些反射就已经足够了。

3.3.1 腱反射检查技巧

叩诊锤的主要功能是检查腱反射。腱反射是通过刺激神经肌梭内的牵张敏感性传入纤维引起的。信号通过一个单突触后，刺激运动神经导致肌肉收缩。腱反射在上运动神经元病变时增高，在下运动神经元损伤或肌肉病变时减低。

3.3.1.1 叩诊锤的用法

在具体操作时，应用叩诊锤的全长（即手握叩诊锤的末梢部位），让叩诊锤摆动。叩诊锤叩击力量要均匀适当；同时要确保患者放松，但应避免告知患者放松，因为这样反而导致患者紧张。如果患者不能放松，可问患者一些转移思路的问题，如从哪里来、在这里居住了多久等。

3.3.1.2 腱反射的分级

0：消失；

+-：加强时方可引出；

+：存在但减低；

++：正常；

+++：增强；

++++：阵挛。

不过，应当注意的是反射普遍减低及活跃则意义不大，但如两侧不对称则常有意义。

3.3.1.3 腱反射检查的"加强法"

在某些人虽然没有其他明显神经系统疾病的指征，但腱反射明显减弱或消失，在这种情况下引出反射，需要应用"加强法"。

方法是：检查膝反射时，要求患者双手屈曲，用手掌面互相牵拉在一起，当给予刺激检查时，让其双手用力拉紧。也可以让患者握拳、抓紧椅子或床侧的扶手，或抓紧检查者的手或手臂。反射加强法的机制可能是作用于几个水平：脊髓、肌梭运动纤维和长环路部分。

3.3.2 腱反射的异常和意义

3.3.2.1 腱反射异常

腱反射异常，可以表现为反射降低或亢进。

腱反射降低的程度表现为从反射减弱或迟缓直至完全消失。当反射亢进时，反应速度和力量明显增加，运动范围扩大，反射阈降低，反射域扩大和肌肉收缩时间延长。

3.3.2.2 腱反射异常的意义

① 反射消失

广泛性反射消失：提示周围神经病变。

孤立性反射消失：提示一根周围神经受损，更常见的为一个神经根的病变。

● 在深昏迷、麻醉和镇静药物过量时，腱反射可以消失。

● 在突然脊髓横断引起脊髓休克时，腱反射消失（但在损伤3～4周后病灶水平以下腱反射可以恢复，而且常常表现为亢进）。

● 在脑卒中急性期（偏瘫）时也可出现腱反射减低或消失。

② 反射降低：表现为反应迟缓和/或反应范围减小。此时简单刺激可能未达到阈值，要引出反射需要增强刺激强度或反复叩击。如果即使应用加强法也没有引出反射时，则为腱反射消失。见于周围神经病变、肌肉和小脑综合征。

③ 反射亢进或阵挛：提示该神经根节段以上的上运动神经元性病变。

扩展内容：阵挛的引出方法

● 髌阵挛：腿伸直，将髌骨迅速向下推，可看到节律性收缩，通常均为异常。

● 踝阵挛：将踝关节背屈，保持足部处于这种姿势，可以看到节律性收缩，收缩次数超过3次为异常。

④ 反射扩展：即反射可引出，但也可引出其他肌肉收缩。如旋后肌反射引出手指屈曲、膝反射引出臀内收，提示反射扩展支配肌平面以上存在上运动神经元损害。

⑤ 反射逆转：即反射不能引出，但出现较低节段反射。反射消失的节段提示病变节段。如肱二头肌反射消失但引出肱三头肌反射，提示在反射消失节段(C5)存在下运动神经元性病变，在反射消失的脊髓损伤节段以下有上运动神经元性病变。

⑥ 钟摆样反射：常见于膝反射，表现为持续多次摆动，犹如钟摆。与小脑病变有关。

⑦ 反射延迟放松：尤其见于踝反射，较难注意到，与甲状腺功能减退有关。

3.3.3 五大腱反射

腱反射有许多许多种，在临床实践中只要能够记住和熟练掌握肱二头肌反射、肱三头肌反射、桡骨膜反射、膝反射、跟腱反射就足够了。我们可以将它们称为"五大腱反射"。

3.3.3.1 肱二头肌反射

患者前臂置于轻度旋内及半屈位置，检查者以其拇指或中指置于肱二头肌肌腱部，以叩诊锤轻击拇指或中指后，即可引起患者前臂屈曲运动（图3-9）。

图3-9 **肱二头肌反射（肌皮神经，C5-C6）**

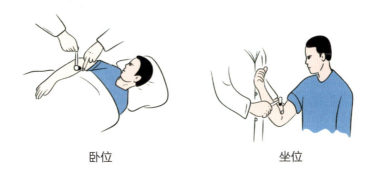

卧位　　　　　　　　　坐位

3.3.3.2 肱三头肌反射

患者前臂置于旋内及半屈位置，检查者一手握住其肘部附近，以叩诊锤叩击鹰嘴上肱三头肌肌腱部，即可引起前臂伸展运动（图3-10）。

3.3.3.3 桡骨膜反射

患者前臂置于轻度屈曲和半旋内位置，检查者以叩诊锤轻击桡骨茎突后即可引起前臂旋外及屈曲运动，有时亦可引起指、腕的屈曲运动（图3-11）。

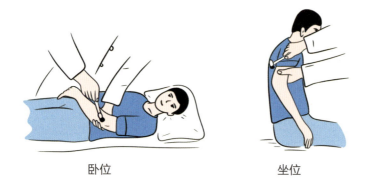

图3-10　肱三头肌反射（桡神经，C6-C7）

卧位　　　　　　　　　　　坐位

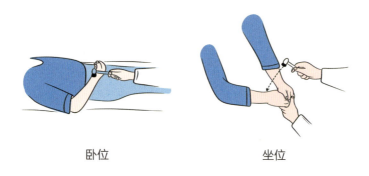

图3-11　桡骨膜反射（桡神经，C5-C8）

卧位　　　　　　　　　　　坐位

3.3.3.4 膝反射

患者膝关节屈曲约120°，检查者以叩诊锤轻击髌骨下的股四头肌肌腱部后，可引起膝关节伸展运动，并能观察到股四头肌的收缩（图3-12）。

3.3.3.5 跟腱反射

检查者用手握住患者足部，并使踝关节轻度背屈，以叩诊锤轻击跟腱后即可引起腓肠肌及比目鱼肌收缩，因而踝关节向跖面屈曲（图3-13）。

想要记住参加反射的神经根有一种很容易的方法，只要能够记住这个"反射人"就可以了（图3-14）。

图3-12　膝反射（股神经，L2-L4）

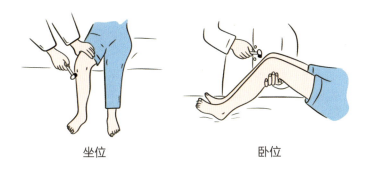

坐位　　　　　　　卧位

图3-13　跟腱反射（胫神经，S1-S2）

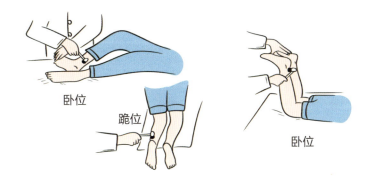

卧位　　跪位　　　　　　　卧位

图3-14　反射人

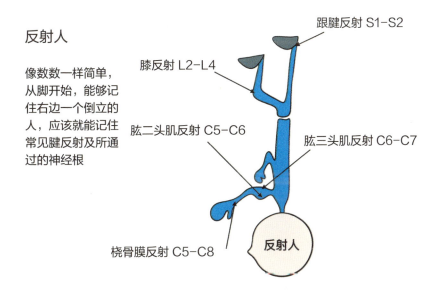

反射人

像数数一样简单，从脚开始，能够记住右边一个倒立的人，应该就能记住常见腱反射及所通过的神经根

跟腱反射 S1-S2

膝反射 L2-L4

肱二头肌反射 C5-C6

肱三头肌反射 C6-C7

桡骨膜反射 C5-C8

反射人

3.3.4 四大浅反射

（1）角膜反射　由三叉神经眼支和面神经引起，通过轻触角膜外缘，引发眼睑闭合反应。直接角膜反射是刺激单侧角膜引起同侧眼睑闭合，间接角膜反射是刺激一侧角膜引起对侧眼睑闭合。角膜反射异常可能提示三叉神经病变或面神经瘫痪。

（2）咽反射　由舌咽神经和迷走神经引起，通过轻触咽后壁黏膜，引发呕吐反应。咽反射异常可能提示舌咽神经或迷走神经受损。

（3）腹壁反射　通过沿肋缘下、脐平及腹股沟上的方向轻划腹壁皮肤，引发局部腹肌收缩。腹壁反射异常可能提示胸髓病变、锥体束损害或急性腹膜炎。

（4）提睾反射　通过轻划股内侧上方皮肤，引发同侧提睾肌收缩，使睾丸上提。提睾反射异常可能提示腰髓1~2节病变或锥体束损害。

3.3.5 四个病理反射

（1）巴宾斯基征　被检查者仰卧，下肢伸直，医生手持被检查者踝部，用钝头竹签划足底外侧缘，由后向前至小趾跟部并转向为内侧，正常反应为呈跖屈曲，阳性反应为姆趾背伸，余趾呈扇形展开[图3-15（A）]。

（2）查多克征　用一钝尖物由后向前轻划足背外侧部皮肤出现姆趾背屈，阳性表现为姆趾背屈，其余四趾呈扇形散开[图3-15（B）]。

（3）奥本海姆征　医生用拇指及食指沿被检查者胫骨前缘用力由上向下滑压，阳性表现同巴宾斯基征[图3-15（C）]。

（4）戈登征　患者取仰卧位，双下肢伸直。医生用拇指和其他四指分置于患者腓肠肌两侧，以适度的力量捏压腓肠肌。阳性表现为姆趾背屈，其余四趾呈扇形散开[图3-15（D）]。

图3-15 **常见病理反射**

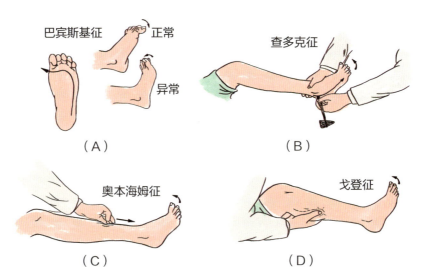

第 4 章　定位诊断——病变究竟在何处

每位医生每天都在诊断疾病，与不同的人体系统、器官打交道。每一位患者，每一次诊断，都离不开定位、定性诊断。比如肺炎，定位在肺，定性为炎症；肝癌，定位在肝，定性是癌等。你能找到一种疾病是不包含定位、定性诊断的吗？没有！但为什么唯独神经系统疾病的定位诊断被叫得震天响，大本、小本的神经系统定位诊断专著出版了一部又一部，一本又一本，令人目不暇接呢？这是由神经系统的特殊结构、特殊功能所造成的。神经系统是由非同源性成分所组成的，每一个组成部分都是不相同的，是由具有各种不同外观、功能以及对各类疾病的敏感性各异的多种亚单位所组成的。相反，其他的内脏器官多数都是同质的，比如肺、肝、胰腺、脾及骨髓等，其组织组成看起来都很像，且功能基本相同。在这些器官中，疾病的发生由器官功能遭到损害的程度所决定，而不取决于疾病的定位及解剖学特点。而神经系统疾病，不同部位的相同大小和性质的病变对机体所造成的影响大相径庭。10mL的脑出血如发生在额叶，可能不出现明显症状，如发生在内囊，可能会出现偏瘫、偏盲和偏身感觉障碍，如发生在脑桥，对于患者及其家庭来说，可能天都快塌下来了。

定位诊断，可以判断病变部位，可以估计病变性质，判断病情严重程度，根据情况制定治疗方案，可以预测患者预后。"定位诊断的重要性，首先表现在，只有把病变部位搞清楚，才能有的放矢地对它进行治疗，尤其是牵扯到外科治疗时，对病灶部位的正确判断，更为重要。另一方面，正确、仔细地做好了定位诊断，常常就能对疾病的性质有个基本认识。"（引自《神经系统疾病定位诊断》）

定位诊断的一个诀窍是：对于每个病例，医生都要考虑其症状是否可被大脑、脑干、脊髓、周围神经、神经/肌肉接头或肌肉的一个病变引起。时至今日，新技术层出不穷，将定位诊断发展为两个层面：第一层面是纯临床定位诊断，绝不依赖辅助检查；第二层面是综合定位诊断，即临床定位诊断整合电生理或影像学检查。

4.1 神经系统疾病定位诊断：两种思路、三个途径

神经系统损伤可以导致行为、运动或感觉等功能异常。功能障碍的特点经常为定位诊断指明方向，铺平道路。在实践工作中，可以通过"两种思路、三个途径"去思考问题。

4.1.1 两种思路

神经系统疾病的定位诊断可从功能解剖学与形态解剖学两个方面入手，这就是两种思路。

4.1.1.1 功能解剖学

功能解剖学包括口语、运动传导通路（图4-1、图4-2）、感觉传导通路（图4-3~图4-5）、反射系统、视觉通路等。实际上，已如前述，如果从功能解剖学的观点进行神经系统定位的话，最多是从运动传导通路（锥体束）和痛、温觉传导通路（脊髓丘脑侧束）入手。因为这两条神经通路受到损害时比较容易出现主观症状和客观症状，它们被损害后所致的神经症状称为长束体征，这是最重要的中枢神经系统症状。这两条通路在不同平面损伤时出现的症状，我们应牢记于心，做到了如指掌。

4.1.1.2 形态解剖学

形态解剖学包括大脑皮质、基底节、小脑、脑干、脊髓、神经根、神经丛、周围神经、神经-肌肉接头和肌肉等神经系统的10个不同层面，一定要牢记，同时要牢记神经系统纵轴上的两个长传导束，即锥体束和脊髓丘脑侧束（图4-6）。

用形态解剖学观点进行神经系统定位诊断时的一个诀窍是：对于每个病例，医生都要考虑其症状是否可被大脑、基底节、小脑、脑干、脊髓、神经根、神经丛、周围神经、神经-肌肉接头、肌肉的一个病变引起。力争通过主诉和病史，从神经系统的10个层面找出作为病变处不能被否定的部位，并将此想法运

用到神经系统检查中，这是一种先进的神经系统疾病定位诊断思维方法。

功能解剖往往牵扯到形态解剖的许多部位，如视觉障碍定位，则涉及视神经、视交叉、外侧膝状体、视放射、视皮质各部位的鉴别。而形态解剖定位则往往包括几种功能解剖定位，如脊髓定位则涉及运动、感觉、排便等功能障碍。明确了这种纵横交错、彼此包括的关系，就能在思维中形成立体概念，弄清神经系统各个部位之间的关系，应用自如。

神经系统疾病定位诊断，就是在神经解剖图上确定损伤部位。就像我们使用导航一样，要在一个偌大的城市里寻找一户人家，我们或者需要街道名称，或者需要两条定位明确的街道的交叉口。神经系统损伤通过神经功能缺损表现出来，它可以是行为的、认知的、语言的、运动的或感觉的。如果我们知道了某种功能障碍可由神经系统的哪个部位损伤引起，我们就能识别损伤的来源。

神经系统疾病定位诊断的基本原则：病变是在两条受损通路的交叉点。它原本不应该那么复杂、难懂和乏味，而是非常严谨、科学、有序和有趣的。

图4-1 锥体束（随意运动传导束）

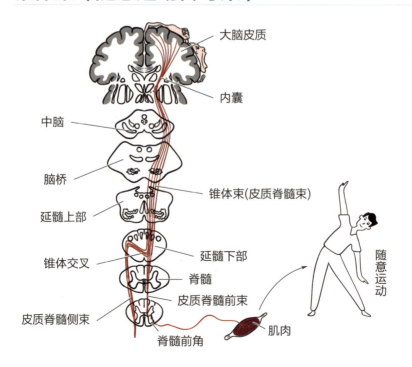

大脑皮质

内囊

中脑

脑桥

锥体束(皮质脊髓束)

延髓上部

延髓下部

锥体交叉

脊髓

皮质脊髓前束

皮质脊髓侧束

脊髓前角

肌肉

随意运动

图4-2　运动系统损伤定位诊断

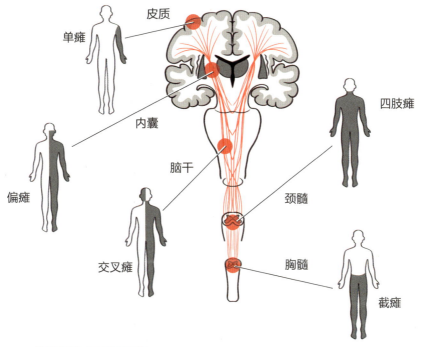

皮质
单瘫
内囊
偏瘫
脑干
交叉瘫
四肢瘫
颈髓
胸髓
截瘫

图4-3　感觉传导通路

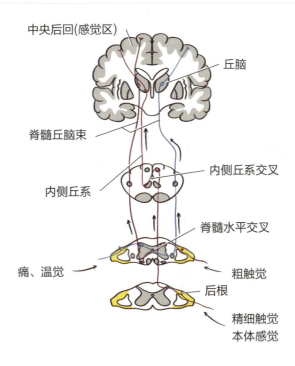

中央后回(感觉区)
丘脑
脊髓丘脑束
内侧丘系交叉
内侧丘系
脊髓水平交叉
痛、温觉
粗触觉
后根
精细触觉
本体感觉

图4-4 皮肤感觉的阶段性分布

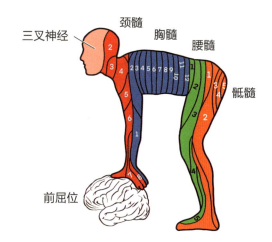

图4-5 不同部位病变的感觉障碍模式

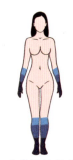
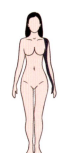
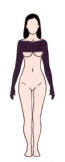
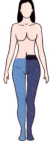

多发性神经病 脊髓后根损伤 髓内病变 脊髓半切
（C5、C6） （脊髓空洞症） 综合征

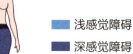
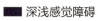
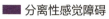

浅感觉障碍
深感觉障碍
深浅感觉障碍
分离性感觉障碍

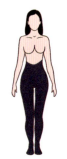
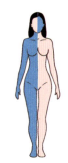
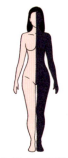
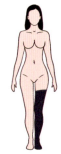

脊髓横贯损伤 延髓背外侧 右侧内囊损伤 癔症性感觉
综合征 障碍

感觉检查是神经系统检查中准确性最差及总体可重复性最差的部分，因为完全取决于患者的反应

图4-6　对临床有重要意义的三个脊髓传导束

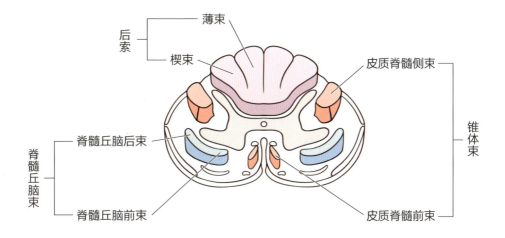

4.1.2 三个途径

4.1.2.1 通过主诉和病史进行定位诊断

神经系统每一部分的病变都会产生与之相对应的主诉。这是神经系统发出的诊断信号，将指引着神经科医生去探究相应的病变部位。令人惊奇的是，虽然患者没有经过任何症状学的训练，但他们经常会用几乎完全相同的词汇去描述他们的问题，使我们在面对复杂的神经系统疾病时，不至于无从着手。

① 失语症：理解力完好而无法自我表达——Broca区、辅助运动皮质受损，偶尔为丘脑受损。房颤患者突然无法理解口语，而不伴随其他症状，几乎都是因为大脑中动脉下分支栓塞，Wernicke区受累所致。

② 记忆障碍：短期记忆力严重丧失，社会习惯保持良好，最可能的是阿尔茨海默病。

③ 失认症：有健全的视觉、听觉及躯体感觉的患者主诉不能辨识物体、声音或者触觉，提示皮质病变。

④ 失用症：体力、协调性及感觉功能正常，但无法执行某项特殊的指令或者连续性的动作指令，提示皮质病变。

⑤ 忽略左侧空间，经常撞上位于个体空间左侧的物体，患者意识不到自己的缺陷，常会因为车祸被送到急诊室，提示右后顶叶病变。

⑥ 各种痫性发作，提示脑部疾病；对痫性发作的回忆，常能特异地反映其脑内起源。癫痫发作具有突然性、暂时性和反复性三个特点。可表现为躯体或内脏方面的感觉或运动失常，也可表现为情感或意识方面的活动失常。

⑦ 不自主运动、行动困难、冻结步态、各种震颤、舞蹈症、手足徐动症等：提示基底节病变。

⑧ 震颤

a.静止性震颤：提示帕金森病可能。

b.意向性震颤：提示小脑及其连接纤维病变。

c.左右震颤：强烈提示原发性小脑性震颤。

d.伴有较大幅度摆动的意向性震颤：提示小脑传出性震颤或红核震颤。

⑨ 复视、吞咽困难、构音障碍、眩晕、交叉性瘫痪：提示脑干病变。

⑩ 平衡障碍、醉汉步态：提示小脑病变。

⑪ 感觉或运动"平面"、感觉分离、感觉/运动分离、早期膀胱/直肠或性功能障碍：提示脊髓病变。

⑫ 运动受累、感觉受累或二者受累限于单一神经根或多数神经根、神经根性疼痛：提示周围神经病变。

⑬ 运动后疲劳、症状晨轻暮重：提示神经/肌肉接头疾病。

⑭ 近端肌群无力、难以从坐位站起来、手臂举过头困难、肌痛：肌病。

4.1.2.2 通过神经系统检查进行定位诊断

神经系统检查是定位诊断最重要的依据，较病史更为重要。有时，通过回顾神经系统检查中发现受损的执行功能传导通路，即使不靠病史，我们通常也可定位病变部位。

"检查告诉我们病变在何处"是神经内科的经典语录。说的是神经系统检查是定位诊断的主要依据。神经系统检查包括精神状态、语言、脑神经、运动、感觉、反射、脑膜刺激征等内容。我们的先辈发现了许多神经系统阳性体征，制定了神经系统检查的程序和规范，出版了许多神经系统检查的专著。我们首先要认真学习，努力实践。在此基础上，也完全允许和鼓励形成个人特色。但无论如何，检查认真、全面、有重点和有技巧是成功的关键。

4.1.2.3 通过影像检查进行定位诊断

CT、MRI和DSA等是医学史上的革命性事件，对于我们理解不同脑与神经病变的临床表现已产生巨大的影响。恰当应用影像检查所提供的解剖学信息已经阐明了关于定位的许多问题，许多医学文献也证实了神经影像学技术对神经系统疾病临床定位方面的贡献。

我们必须与时俱进，紧跟时代步伐，像学习神经系统检查一样学习神经影像技术，让神经影像成为神经系统疾病定位诊断的利器。值得再次强调的是，选择影像检查必须以临床定位诊断为基础，必须将检查聚焦在患者症状的责任区。假如这些检查未聚焦于患者症状的责任区，这类病变在影像检查时可不被发现。此外，神经影像可发现与患者目前的疾病无密切关系的解剖异常，且经常无临床意义。

神经病学大咖Robert J.Schwartzman教授指出："放眼现代神经病学，最有效的诊断思路是：根据病史得出诊断，依靠神经科查体证实诊断，参考现代影像学和实验室检查指导治疗和推测预后。"可以肯定的是，由临床定位指导，审慎地应用神经学辅助检查可将患者的不适及资源浪费减至最小。

4.2 应用神经系统"10个层面"做定位诊断

在实际临床中，我们可以把神经系统按从中枢到周围的顺序将其分为10

个层面，前面已讲述（图4-7）。记住每个层面损伤时的具体表现，通过问诊和检查就可以进行定位诊断。值得再强调一次的是：诊断神经疾病的先进方法是在诊断时时刻想到通过患者的主诉、病史可以推测病变部位，而且即使症状多种多样，也应力求将病变部位定在一处。即通过主诉、病史，从大脑、脑干、小脑、脊髓、末梢神经、神经-肌肉接头和肌肉中找出作为病变处不能被否定的部位，并将此想法运用到神经系统检查中去。

图4-7 神经系统定位诊断的10个层面

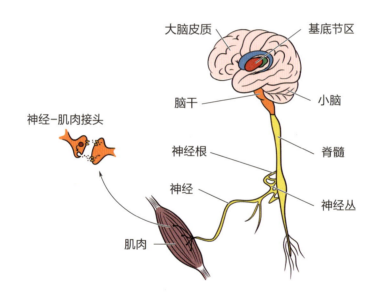

4.2.1 神经系统疾病定位诊断的线索（1）

大脑病变

- 语言障碍（失语）
- 失认和失用
- 视野缺损（影响双眼）
- 运动功能缺失、感觉缺失，包括躯体同侧面部、上肢和下肢（病变对侧）
- 意识、感知或行为改变
- "皮质"感觉缺损（实体觉缺失、皮肤书写觉受损等）

脑干病变

- 脑神经异常（由脑干所致的脑神经病变，实际上总是伴神经系统其他部分受累的临床体征，如长束体征）
- 交叉性偏瘫（一侧脑神经功能障碍与对侧躯体无力）

小脑病变

- 最突出的主诉是失去平衡或者醉汉步态

4.2.2 神经系统疾病定位诊断的线索（2）

脊髓病变

- 感觉或运动平面
- 感觉分离（一侧躯体痛/温觉受损,对侧振动觉/位置觉受损）
- 感觉/运动分离（一侧躯体痛/温觉受损,对侧运动功能受损）
- 混合性上运动神经元与下运动神经元体征
- 早期膀胱、直肠或性功能受损

周围神经/神经根病变

- 运动受损、感觉受损或二者的受损限于单一周围神经或神经根的分布
- 疼痛限于单一周围神经或神经根的分布

神经-肌肉接头部病变

- 部分或全身骨骼肌无力和极易疲劳，活动后症状加重，经休息和胆碱酯酶抑制剂治疗后症状减轻

肌肉病变

- 通常引起近端肌肉的对称性无力和萎缩，没有感觉障碍

4.2.3 大脑

大脑损伤病变见图4-8~图4-17。

图4-8 ## 中枢神经系统不同的层面

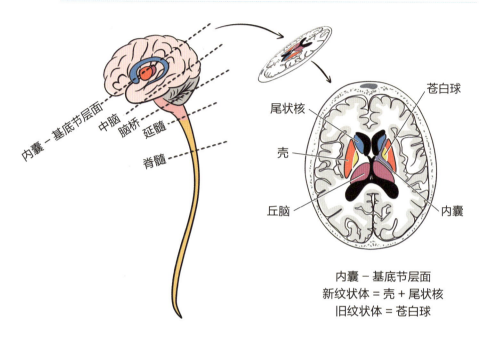

内囊－基底节层面
新纹状体＝壳＋尾状核
旧纹状体＝苍白球

图4-9 ## 内囊层面

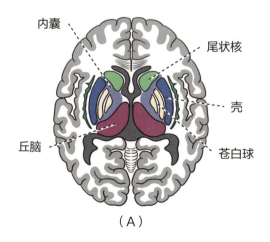

（A）

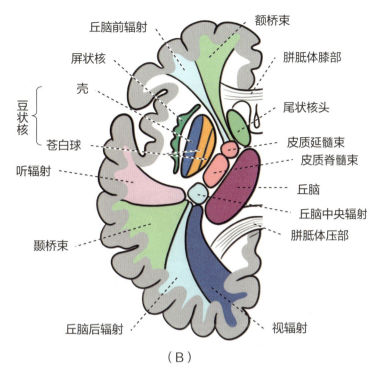

丘脑前辐射
额桥束
屏状核
胼胝体膝部
壳
豆状核
尾状核头
苍白球
皮质延髓束
皮质脊髓束
听辐射
丘脑
丘脑中央辐射
颞桥束
胼胝体压部
丘脑后辐射
视辐射

（B）

图4-10　内囊病变综合征

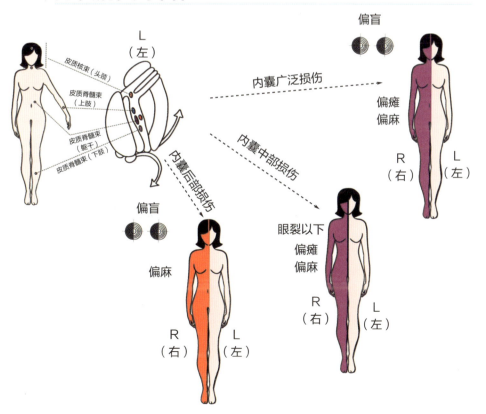

图4-11　额叶病变综合征

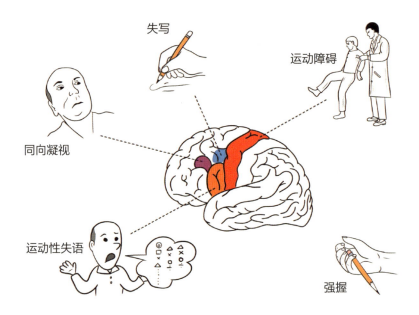

失写

运动障碍

同向凝视

运动性失语

强握

图4-12　中央前回刺激性病变

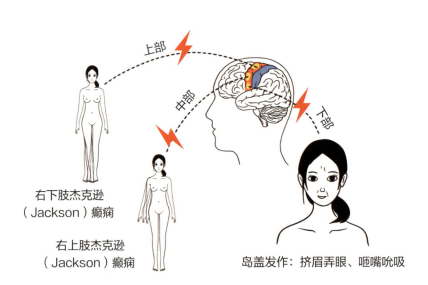

上部

中部

下部

右下肢杰克逊
（Jackson）癫痫

右上肢杰克逊
（Jackson）癫痫

岛盖发作：挤眉弄眼、咂嘴吮吸

图4-13 中央前回病变综合征

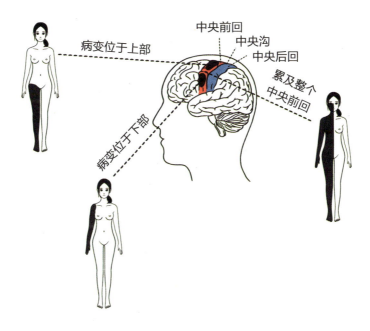

病变位于上部

中央前回
中央沟
中央后回

累及整个
中央前回

病变位于下部

图4-14 中央后回和顶叶上部刺激性病变综合征

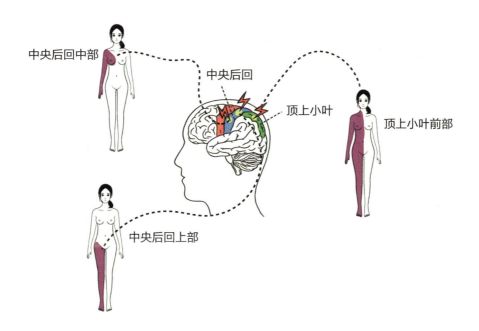

中央后回中部

中央后回

顶上小叶

顶上小叶前部

中央后回上部

图4-15 中央后回病变综合征

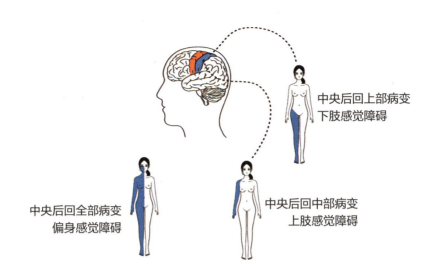

中央后回上部病变
下肢感觉障碍

中央后回全部病变
偏身感觉障碍

中央后回中部病变
上肢感觉障碍

图4-16 优势半球颞叶病变

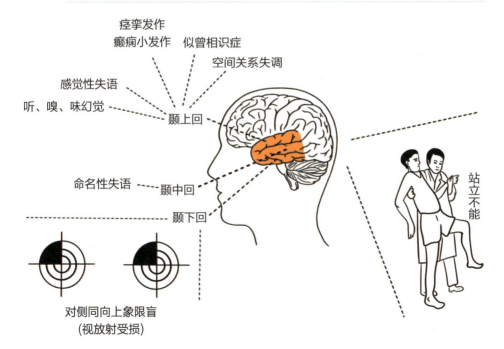

痉挛发作
癫痫小发作　似曾相识症
空间关系失调

感觉性失语
听、嗅、味幻觉 ---- 颞上回

命名性失语 ---- 颞中回

颞下回

对侧同向上象限盲
(视放射受损)

站立不能

图4-17 枕叶病变的特征

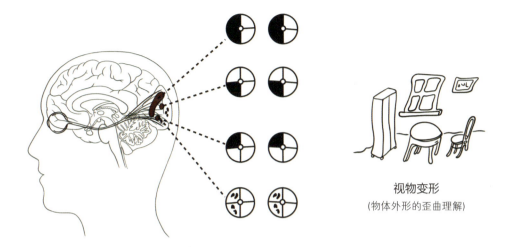

视物变形
(物体外形的歪曲理解)

4.2.4 脑干

脑干层面结构见图4-18。

图4-18 脑干自上而下三层面

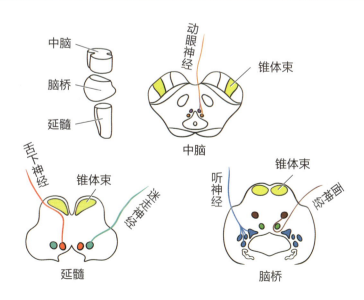

4.2.4.1 中脑层面

中脑层面结构及损伤病变见图4-19~图4-21。

图4-19　中脑层面解剖

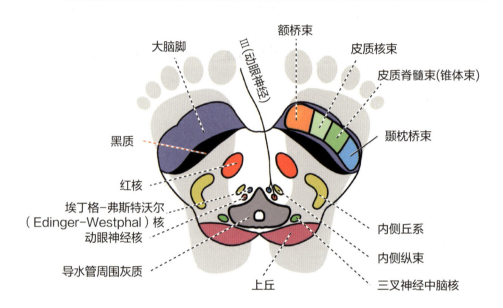

图4-20　中脑损伤——韦伯（Weber）综合征

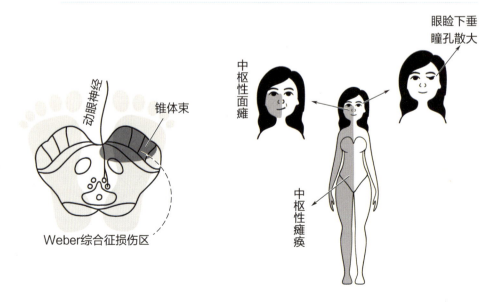

图4-21　中脑损伤——贝内迪克特（Benedikt）综合征

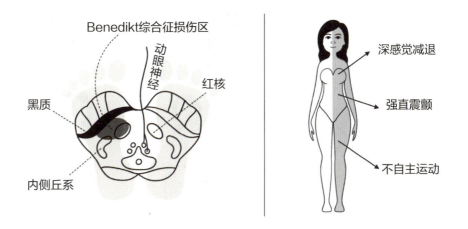

左图标注：
- Benedikt综合征损伤区
- 动眼神经
- 红核
- 黑质
- 内侧丘系

右图标注：
- 深感觉减退
- 强直震颤
- 不自主运动

4.2.4.2 脑桥层面

脑桥层面结构及损伤病变见图4-22、图4-23。

图4-22　脑桥层面解剖

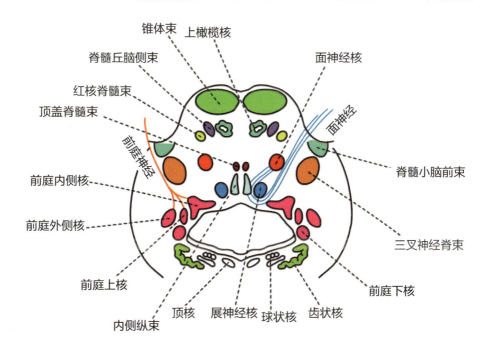

标注：
- 锥体束
- 上橄榄核
- 脊髓丘脑侧束
- 面神经核
- 红核脊髓束
- 顶盖脊髓束
- 面神经
- 前庭神经
- 前庭内侧核
- 脊髓小脑前束
- 前庭外侧核
- 三叉神经脊束
- 前庭上核
- 前庭下核
- 内侧纵束
- 顶核
- 展神经核
- 球状核
- 齿状核

图4-23 脑桥损伤的两个综合征

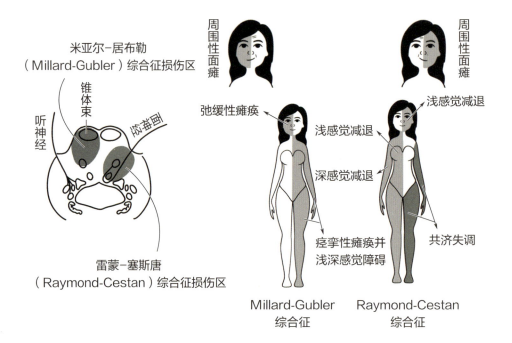

米亚尔-居布勒
（Millard-Gubler）综合征损伤区

听神经

锥体束

内侧丘系

雷蒙-塞斯唐
（Raymond-Cestan）综合征损伤区

周围性面瘫

弛缓性瘫痪

浅感觉减退

深感觉减退

痉挛性瘫痪并
浅深感觉障碍

Millard-Gubler
综合征

周围性面瘫

浅感觉减退

共济失调

Raymond-Cestan
综合征

4.2.4.3 延髓层面

延髓层面结构及损伤病变见图4-24~图4-26。

图4-24 延髓层面解剖

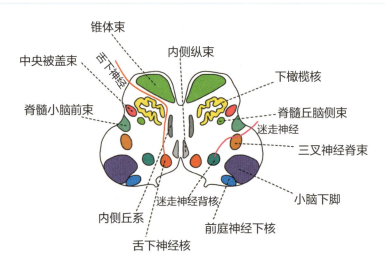

锥体束

中央被盖束

舌下神经

内侧纵束

下橄榄核

脊髓小脑前束

脊髓丘脑侧束

迷走神经

三叉神经脊束

小脑下脚

迷走神经背核

前庭神经下核

内侧丘系

舌下神经核

图4-25 延髓损伤的两个综合征

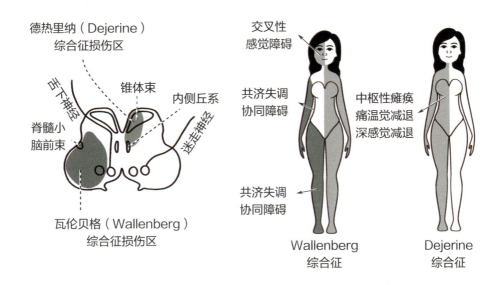

德热里纳（Dejerine）综合征损伤区

舌下神经

锥体束

内侧丘系

脊髓小脑前束

迷走神经

瓦伦贝格（Wallenberg）综合征损伤区

交叉性感觉障碍

共济失调协同障碍

中枢性瘫痪
痛温觉减退
深感觉减退

共济失调协同障碍

Wallenberg综合征

Dejerine综合征

图4-26 舌下神经交叉性偏瘫

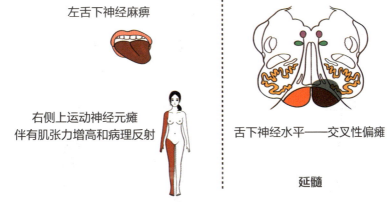

左舌下神经麻痹

右侧上运动神经元瘫伴有肌张力增高和病理反射

舌下神经水平——交叉性偏瘫

延髓

4.2.5 小脑层面

小脑层面结构及损伤病变见图4-27~图4-32。

图4-27 **小脑和小脑功能障碍**

小脑控制的功能
1.维持身体的平衡
2.协调随意运动和维持肌张力的稳定

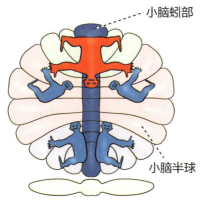

小脑蚓部

小脑半球

小脑主要是通过小脑蚓部与脊髓、前庭神经核相联系，维持躯干的平衡。如果小脑蚓部出现病变，很容易出现躯干的共济失调，比如走路不稳、走路时步幅加宽、左右摇摆呈蹒跚步态

协调随意运动和维持肌张力的稳定主要是通过小脑半球来完成的。如果一侧小脑半球出现病变，很容易出现同侧肢体的运动不协调、指鼻试验不准或者跟膝胫试验不稳，同时还会出现肌张力减低和腱反射减弱，以及呈钟摆样的膝反射

图4-28 **Romberg征**

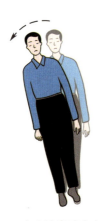

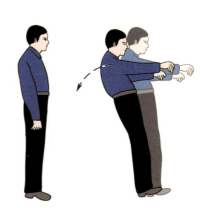

右小脑半球病变

脊髓小脑束病变

图4-29 **指鼻试验**

睁眼时仅见轻微障碍，闭眼时由于失去了视觉的补偿，与睁眼时有很大差别，甚至找不到自己的鼻尖——感觉性共济失调

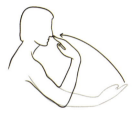 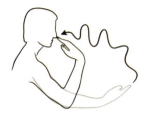

将前臂外旋、伸直，以食指触自己的鼻尖，先慢后快，先睁眼后闭眼，重复上述动作

动作笨拙、不准确、不协调、不平稳，提示小脑半球的病变。病侧上肢的共济失调明显，睁眼和闭眼时变化不大——小脑性共济失调

图4-30 **跟膝胫试验**

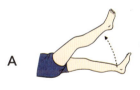

A 伸直抬起下肢

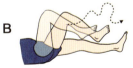

B 屈膝将抬起的足跟置于对侧下肢的膝盖上

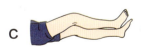

C 足跟沿胫骨前缘向下滑动

共济失调——这些动作不正确及摇摆不稳

图4-31 **脑桥小脑三角**

脑桥小脑三角

一锥形立体三角，位于颅后窝的前外侧；由前内侧的脑桥外缘、前外侧的岩骨内缘及后下方的小脑半球前外侧缘构成的一个锥形窄小的空间。此区集中了听神经、面神经、三叉神经及岩静脉、小脑前上动脉等

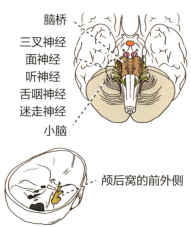

脑桥
三叉神经
面神经
听神经
舌咽神经
迷走神经
小脑

颅后窝的前外侧

图4-32 **脑桥小脑三角病变综合征**

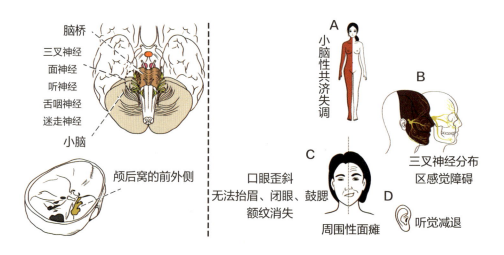

脑桥
三叉神经
面神经
听神经
舌咽神经
迷走神经
小脑

颅后窝的前外侧

A 小脑性共济失调

B 三叉神经分布区感觉障碍

C 口眼歪斜 无法抬眉、闭眼、鼓腮 额纹消失 周围性面瘫

D 听觉减退

4.2.6 脊髓

脊髓层面结构及损伤病变见图4-33~图4-36。

图4-33 脊髓切面构成图

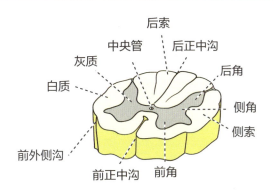

图4-34 脊髓功能示意图

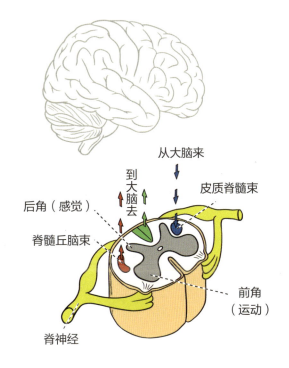

- 尽管从字义上已确认脊髓中分布有许多传导束，但只有三个对临床有重要意义
- 这三个传导束分别是：后索、运动通路（下行）和脊髓丘脑侧束（上行）

图4-35　椎管内病变示意图

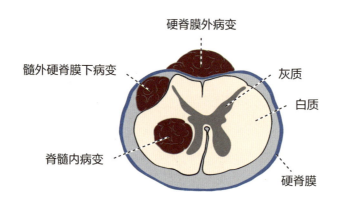

- 硬脊膜外病变
- 髓外硬脊膜下病变
- 灰质
- 白质
- 脊髓内病变
- 硬脊膜

图4-36　脊髓病变的部位及临床表现

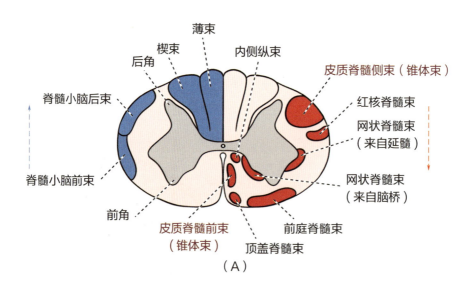

- 薄束
- 楔束
- 后角
- 内侧纵束
- 皮质脊髓侧束（锥体束）
- 脊髓小脑后束
- 红核脊髓束
- 网状脊髓束（来自延髓）
- 脊髓小脑前束
- 网状脊髓束（来自脑桥）
- 前角
- 皮质脊髓前束（锥体束）
- 前庭脊髓束
- 顶盖脊髓束

（A）

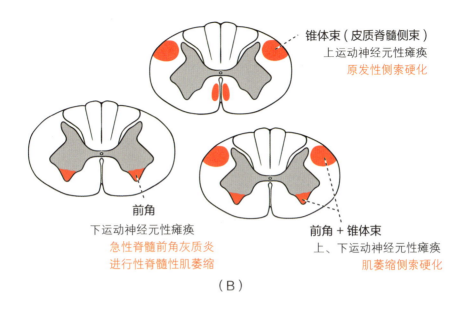

锥体束（皮质脊髓侧束）
上运动神经元性瘫痪
原发性侧索硬化

前角
下运动神经元性瘫痪
急性脊髓前角灰质炎
进行性脊髓性肌萎缩

前角 + 锥体束
上、下运动神经元性瘫痪
肌萎缩侧索硬化

（B）

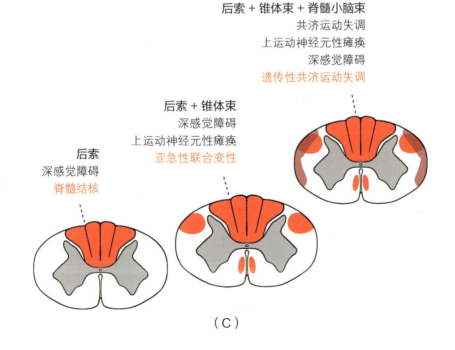

后索 + 锥体束 + 脊髓小脑束
共济运动失调
上运动神经元性瘫痪
深感觉障碍
遗传性共济运动失调

后索 + 锥体束
深感觉障碍
上运动神经元性瘫痪
亚急性联合变性

后索
深感觉障碍
脊髓结核

（C）

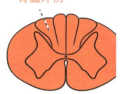

脊髓横断性损伤
各种感觉缺失
大小便功能障碍
上运动神经元性瘫痪
横贯性脊髓炎
脊髓压迫症
脊髓外伤

脊髓半侧
（布朗 - 塞卡综合征）
损害半面脊髓的脊髓压迫症或脊髓外伤

中央管附近
（包括白质前连合）
分离性感觉障碍
脊髓空洞症

（D）

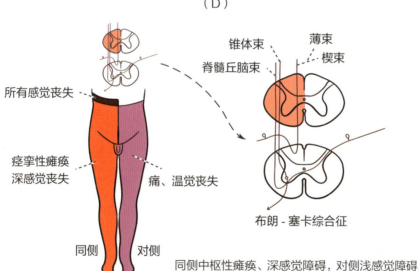

锥体束
脊髓丘脑束

薄束
楔束

所有感觉丧失

痉挛性瘫痪
深感觉丧失

痛、温觉丧失

布朗 - 塞卡综合征

同侧   对侧

同侧中枢性瘫痪、深感觉障碍，对侧浅感觉障碍
更简单的可用八个字表示：同侧不动，对侧不痛

（E）

4.2.7 神经根与神经丛

神经根与神经丛结构及其损伤病变见图4-37、图4-38。

图4-37　马尾综合征

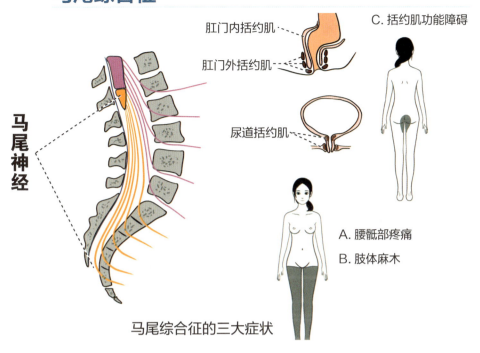

肛门内括约肌

肛门外括约肌

尿道括约肌

C. 括约肌功能障碍

A. 腰骶部疼痛

B. 肢体麻木

马尾神经

马尾综合征的三大症状

图4-38　皮节舞

皮节舞

用于判断下肢神经根的受累皮区

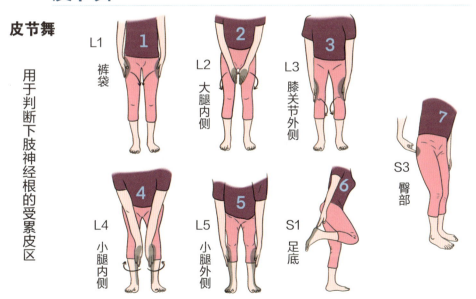

L1　裤袋

L2　大腿内侧

L3　膝关节外侧

L4　小腿内侧

L5　小腿外侧

S1　足底

S3　臀部

开始手在裤袋（L1），再把手放在大腿内侧（L2），而后放在膝关节外侧（L3），再后放在小腿内（L4）、外（L5），最后指向足底（S1）和臀部（S3）

4.2.8 神经

神经损伤病变见图4-39~图4-41。

图4-39 **下肢感觉缺失分布示意图**

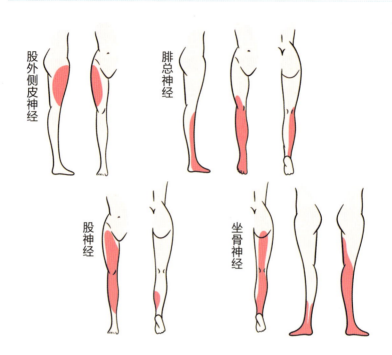

股外侧皮神经

腓总神经

股神经

坐骨神经

图4-40 **手部神经支配图**

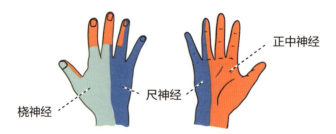

正中神经

尺神经

桡神经

- 手部神经包括桡神经、尺神经、正中神经以及其分支，可以控制手部的运动
- 手部神经受损时，会导致其所支配部位的肌肉出现无力或功能障碍

图4-41 **压迫性神经病的常见部位**

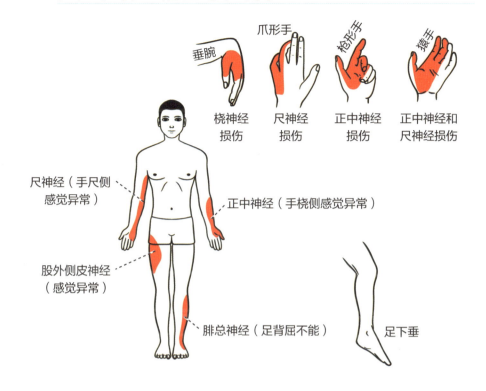

4.3 用神经影像的"7层颅脑"做定位诊断

图4-42 **下层颅脑的形象记忆法**

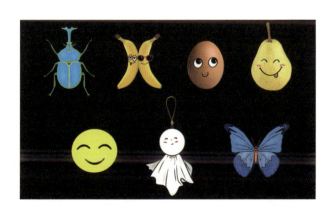

什么意思啊？图4-42不就是独角仙、香蕉、鸡蛋、洋梨、简笔画笑脸、晴

天娃娃和蝴蝶吗？这是用了形象记忆法，目的是想让大家很容易地记住脑部影像学（CT、MRI）诊断主要依靠的横断面图像中最重要的七个层面。这是"形象记忆法"的一次实践。

这些脑部切面从最中间的基底节水平层面开始，往上分别是放射冠水平层面、半卵圆中心水平层面和头顶部脑沟水平层面，往下分别是中脑水平层面、脑桥水平层面和延髓水平层面。有人曾经发表文章，将脑部影像学检查常用的层面分为9层，称"9层颅脑"。日本学者提倡用7层结构去概括和描述脑部不同层面，显得更加简洁和有代表性，而且每一层都有重要的脑部结构，同时也是最容易出现病变的层面。

7个代表性层面显示了脑部的主要结构，以这7个层面的MRI图像为基础，整理、归纳基本的脑部解剖学知识，会给医生带来很大方便。用手绘图文的方法呈现这7个层面的主要结构和其功能及常见病变，是我们的又一次尝试。虽然CT和MRI的成像原理不同，但对各部位的观察方法并没有太大差别，MRI和CT图像的阅片方法是统一的。我们可以这样记忆：人脑中基底节水平层面在最中心，用独角仙角去记，往上分别是香蕉(放射冠)、鸡蛋（半卵圆中心）和洋梨（头顶部脑沟）样层面，往下则是笑脸（中脑）、晴天娃娃（脑桥）和蝴蝶（延髓）样层面。当然，小脑也在这里。

4.3.1 基底节水平层面

这个层面是每位神经科医生都非常熟悉的，该平面的标志是形似独角仙角的侧脑室前角。因此，可以说它是独角仙样层面。在这个层面中，有许多非常重要的神经结构：额叶、颞叶和枕叶的皮质区、白质区都有重要的结构存在；额叶与颞叶的分界是大脑外侧裂，其周围区域是语言中枢（图4-43）。尾状核、豆状核、丘脑、运动性语言中枢、感觉性语言中枢、第一视觉区、内囊都在这一层面（图4-44~图4-46）。

图4-43 基底节水平层面

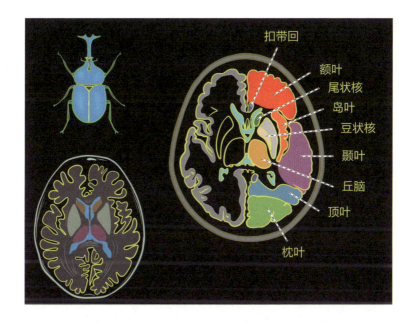

图4-44 尾状核、豆状核与丘脑

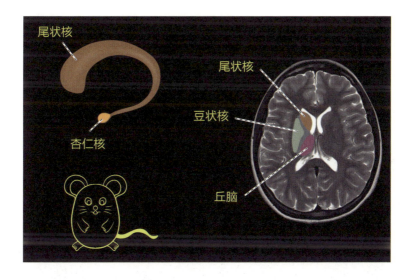

图4-45 **语言与视觉中枢**

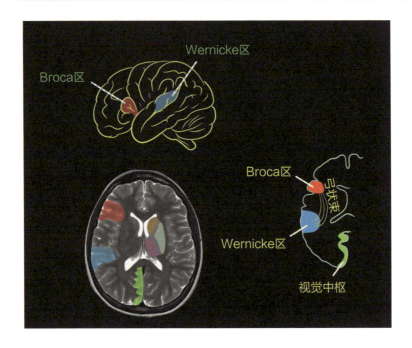

图4-46 **内囊**

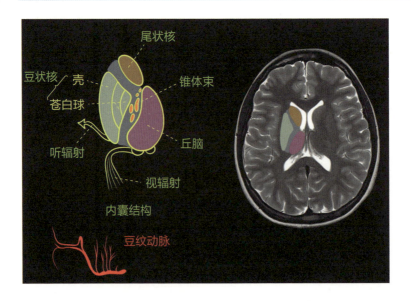

4.3.1.1 尾状核

尾状核与豆状核（包括壳）一起构成纹状体，是锥体外系的重要组成部分。发生病变时出现锥体外系症状。主要由豆纹动脉供血。

4.3.1.2 豆状核

豆状核由内侧苍白球和外侧壳构成，并与尾状核一起共同构成锥体外系的一部分。如果这个部位受损，患者可能会出现不自主运动。

4.3.1.3 丘脑

丘脑是感觉传导的中继站，同时还有维持意识、睡眠/觉醒生理钟的作用。主要由大脑后动脉穿支供血。如果单侧丘脑受损，患者容易出现一侧肢体的感觉障碍。

4.3.1.4 运动性语言中枢（Broca区）

位于优势半球（通常为左侧）的额叶。由大脑中动脉皮质支供血。如果该部位受损，患者会出现运动性失语。

4.3.1.5 感觉性语言中枢（Wernicke区）

位于优势半球（通常为左侧）的颞叶。主要由大脑中动脉皮质支供血。如果该部位受损，患者会出现感觉性失语。

4.3.1.6 第一视觉区

位于枕叶内侧，由大脑后动脉供血，如果该部位单侧受损，患者会出现偏盲（影响双侧）。

4.3.1.7 内囊

尾状核、豆状核和丘脑之间是内囊。内囊是这个层面中最著名的结构，左、右侧分别呈"＜"形和"＞"形。内囊分为前肢、膝部和后肢，包含大量上、下行纤维。一侧内囊小范围（如后肢）损伤时，可引起对侧肢体偏瘫(皮质脊髓束、皮质核束损伤)和偏身感觉障碍(丘脑中央辐射受损)。大范围损伤还可以引起对侧同向性偏盲。偏瘫、偏身感觉障碍和偏盲组成内囊三偏综合征，是神经系统非常著名的综合征之一。

基底节层面的壳和丘脑是高血压脑出血的好发部位。

4.3.2 放射冠水平层面

从基底节水平层面往上，看到类似于香蕉形状的侧脑室体部的那个层面，这就是放射冠水平层面。因此，我们叫它香蕉样层面（图4-47）。在这个层面，可以观察到放射冠，是脑梗死的好发部位。顶叶联络区则位于该层面的皮质区。

图4-47 放射冠水平层面

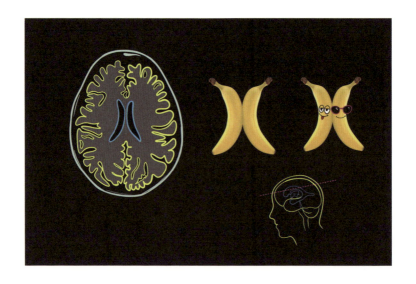

4.3.2.1 放射冠

锥体束（运动神经纤维）和感觉神经纤维通过该层面。放射冠（图4-48）

由豆纹动脉、大脑中动脉或大脑前动脉皮质支等供血，是脑梗死的好发部位。如果放射冠受损，患者会出现偏瘫或半身感觉障碍等。

图4-48 **放射冠**

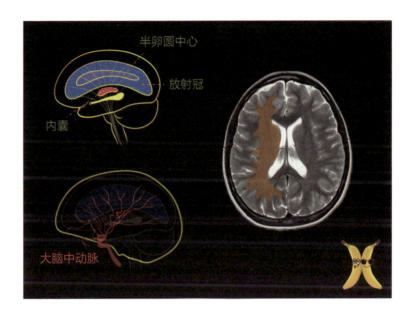

4.3.2.2 顶叶联络区

顶叶联络区包括顶下小叶（角回、缘上回）、顶上小叶等，是负责整合并处理躯体感觉、视觉、听觉等各种感觉信息的区域，主要由大脑中动脉皮质支供血（图4-49）。如果该部位受损，患者会出现失用、失认、失读、失写等大脑高级功能障碍。

4.3.3 半卵圆中心水平层面

该水平层面整体看起来类似鸡蛋的形状。因此，也叫鸡蛋样层面（图4-50）。该水平层面略高于放射冠水平，侧脑室体部已经消失。此层面需要注意半卵圆中心和顶叶联络区，前者是梗死的好发部位，后者的损伤会造成更高级别的脑功能障碍。

图4-49 顶叶联络区

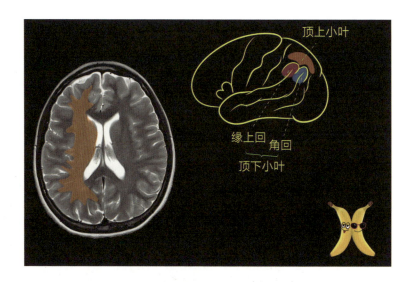

图4-50 头颅MR水平位上的半卵圆中心

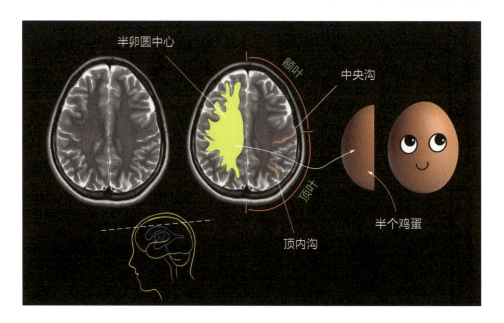

4.3.3.1 半卵圆中心

锥体束（运动神经纤维）、感觉神经纤维通过该层面。半卵圆中心主要由大脑前动脉或大脑中动脉皮质支供血，是脑梗死的好发部位。如果该部位受损，患者会出现面部麻木或偏瘫以及半身感觉障碍等。

4.3.3.2 顶叶联络区

见4.3.2.2相关内容。

4.3.4 头顶部脑沟水平层面

从整体上看，这个层面颇似"洋梨"的形状，故得名洋梨样层面（图4-51）。在这个层面可以看到著名的中央沟、中央前回和中央后回，还有顶叶联络区（图4-52）。

4.3.4.1 中央沟

中央沟是大脑最为显著的脑沟，我们以此来分割两个主要的脑叶：中央沟前面是额叶，后面是顶叶。"Ω征"是指中央沟的走行，与中央前回后面凸向后方形成沟形，酷似倒置的"Ω"，是确定中央沟较为熟知和常用的征象。

4.3.4.2 中央前回

中央前回为第一躯体运动区。倒"Ω"形的凸出部分是支配手的区域，而支配下肢运动的区域位于大脑半球圆顶部至半球内侧区。该区由大脑中动脉或大脑前动脉皮质供血。如果该部位部分受损，患者会出现手麻痹等局限性运动障碍。

4.3.4.3 中央后回

中央后回与中央前回隔中央沟相并列，为第一躯体感觉区。支配区域的分布类似于中央前回。如果该部位部分受损，患者会出现手感觉障碍等局限性感觉障碍。

图4-51 头顶部脑沟水平层面

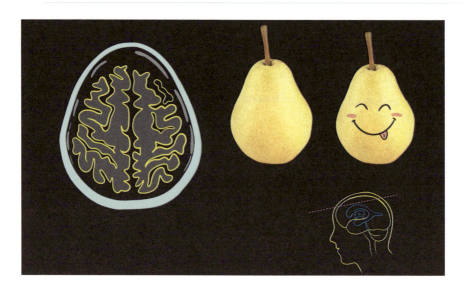

图4-52 中央沟、中央前回与中央后回

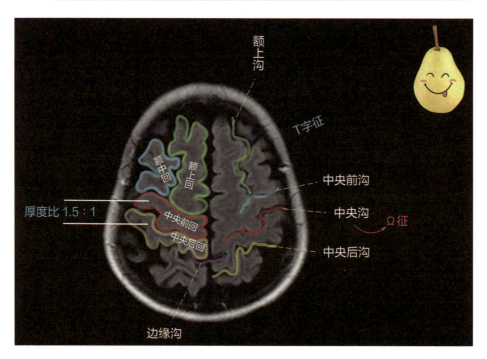

T字征是指额上沟后端与中央前沟以直角相交的征象，多位于脑顶部，中央沟是该征象后方的第一条脑沟，是判定中央沟的间接征象

4.3.5 中脑水平层面

从基底节水平层面往下，可看到中脑水平层面。该水平层面整体看起来类似简笔画笑脸的样子，故我们叫它笑脸样层面（图4-53）。既往有人曾描述中脑的形状像桃心形，是指中脑本身的横切面形状。这里的"笑脸样"则是包括了中脑及其附近结构的整体形状。

在该层面可以观察到中脑下部、额叶和颞叶下部。颞叶内侧邻近侧脑室下角的区域是海马结构。在中脑层面，可以观察到侧脑室下角，就是"笑脸"中的眼睛部分，是脑卒中急性期应该观察的结构之一。脑积水时该部位会出现早期扩张。另外还可以观察到基底池（又称鞍上池），其内有大脑动脉环（Willis环）走行。在该层面，常常还可观察到大脑中动脉或基底动脉。

图4-53 颞角和中脑构成的笑脸征（头颅MR）

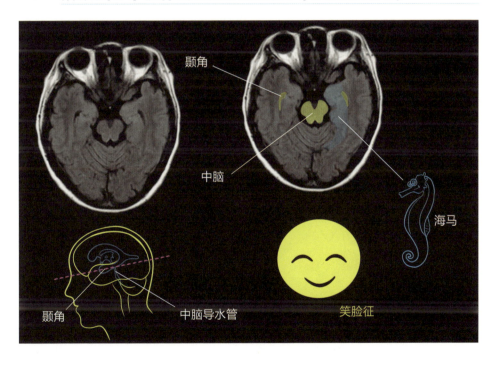

4.3.5.1 中脑

中脑形状恰似米老鼠的头部，腹部（米老鼠的耳朵部分）是大脑脚，背侧（米老鼠的面部）是中脑被盖（图4-54）。动眼神经在中脑起始。海马沟回疝时会造成压迫。如果该部位受损，患者会出现动眼神经麻痹。单侧大脑脚受损，患者会出现对侧偏瘫。这里受损出现的重要综合征是Weber综合征和Benedikt综合征等。

4.3.5.2 基底池

基底池呈五角星形，脑底动脉环在其中走行，是动脉瘤和蛛网膜下腔出血的好发部位。在这里，可以观察到大脑中动脉或基底动脉。有时在脑梗死急性期还可以观察到血栓（如CT大脑中动脉高密度征）。

4.3.6 脑桥水平层面

日本学者将脑桥连同同一层面的小脑整体上想象成晴天娃娃的样子，称脑桥水平层面为晴天娃娃样层面（图4-55）。既往有人提出脑桥像"苹果或桥"，

图4-54 中脑层面的"米老鼠头"造型

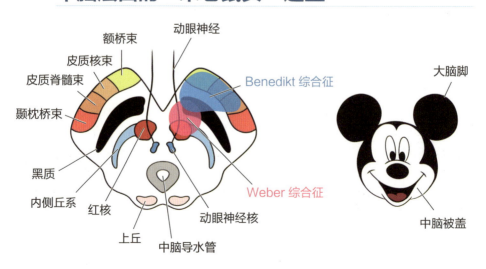

图4-55 **脑桥水平层面**

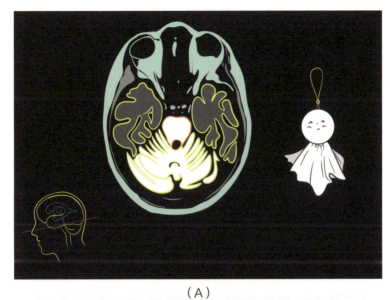

（A）

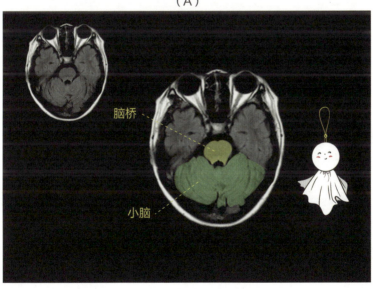

脑桥

小脑

（B）

说是脑桥在脑桥臂层面可见明显的第四脑室，把第四脑室想象成一条河，在河上的结构自然就是桥了。这里把脑桥切面比喻成晴天娃娃，是从整体上看的。脑桥像晴天娃娃的头部，小脑则是晴天娃娃的下摆。

脑桥的腹侧为基底部，背侧为被盖部。脑桥基底部有锥体束通过，背侧有感觉神经束或小脑神经束通过。脑桥是高血压脑出血或分支动脉粥样硬化性疾病中脑梗死的好发部位。

如果该部位受损，单侧损伤会导致偏瘫，双侧损伤会导致四肢麻痹（最令人痛苦不堪的闭锁综合征），还有可能导致感觉障碍、运动失调或眼球运动障碍，也经常发生晕眩和发音障碍。该部位受损所出现的重要综合征有福维尔（Foville）综合征和米亚尔-居布勒（Millard-Gubler）综合征等。

4.3.7 延髓水平层面

这是颅脑MRI最低的一个代表性层面。这个层面粗略看起来有些像蝴蝶的样子。因此，我们称其为蝴蝶样层面（图4-56）。曾经有人把延髓比作"苍蝇"，说看到"苍蝇"就是延髓，这是因为在延髓处有绳状体（又称小脑下脚），它是连于小脑和延髓的脚，延髓和绳状体合在一起的横截面有点像苍蝇

图4-56　延髓水平层面

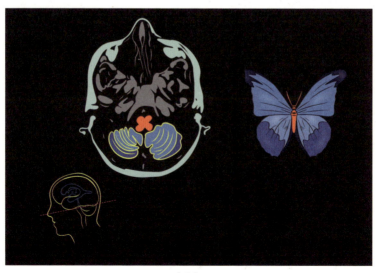

（A）

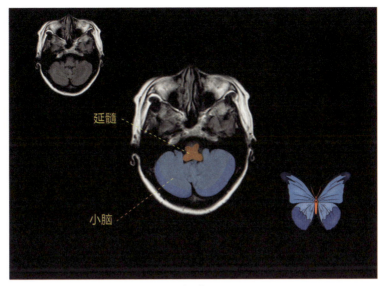

（B）

的样子。不过，"苍蝇"是非常令人讨厌的东西，蝴蝶就文雅多了。我认为，从整体上看，把延髓层面比作蝴蝶更合适。

在这个层面上可以观察到延髓和小脑。蝴蝶样层面是非常重要的，因为，这里是延髓所在地。

4.3.7.1 延髓

延髓内分布有呼吸和循环中枢，是维持生命活动的重要部位；内含与头颈部感觉及运动相关的脑神经核，与高位中枢进行感觉及运动信息交换的神经通路通过该区域。

如果该部位受损，且累及呼吸和循环中枢的话，会危及生命。延髓外侧受损会导致瓦伦贝格（Wallenberg）综合征，这是非常著名的脑干综合征。如果病变位于延髓前部橄榄体内侧，损害了一侧锥体束及舌下神经根，出现病灶侧周围性舌瘫、对侧偏瘫的临床表现时，称为杰克逊（Jackson）综合征。

4.3.7.2 小脑

小脑主要负责协调随意运动、调节肌紧张和维持身体平衡，是高血压脑出血的好发部位。如果该部位受损，患者会出现眼球震颤、构音障碍和行走障碍等小脑性共济失调，也经常发生晕眩。

4.4 难点突破：脑干病变的定位诊断

过去，由于脑干的结构比较复杂，加之病变的水平、部位、范围大小等不同，可以产生各种不同的临床表现，构成很多的脑干损害临床综合征，故定位有时较为困难。

脑干病变定位诊断向来是年轻的神经科医师和神经科进修医师必须学习的和最难弄懂的专业知识。

不过在磁共振时代，脑干病变定位诊断却变得没有那么难了！

首先，我们要认识到脑干病变的临床定位线索：①脑神经异常；②交叉性偏瘫（或感觉障碍）。

其次，再了解一些脑干的解剖知识，遇到怀疑脑干病变的病例，MRI扫描一下就可以了。为了删繁就简，深入浅出地了解脑干病变的定位诊断，我们可以首先粗略地把脑干分作三段，即中脑、脑桥和延髓。其次，再将脑神经(Ⅲ~Ⅻ)分为三组：中脑有Ⅲ、Ⅳ对脑神经(动眼神经、滑车神经)，脑桥有Ⅴ~Ⅷ对脑神经(三叉神经、外展神经、面神经、前庭蜗神经)，延髓有Ⅸ~Ⅻ对脑神经(舌咽神经、迷走神经、副神经、舌下神经)。最后，在脑干断面上，再人为地把它看作3层，即上层(背盖部)主要含各脑神经的核，中层主要含传导躯体感觉的脊髓丘脑束及内侧丘索，下层(基底部)主要含运动传导束。这样，按这个概略的"3-3-3"记忆法，再记住一侧脑干病变的基本特点为脑神经与对侧锥体束、感觉传导束的交叉综合征，就可掌握脑干病变定位诊断的基本原则。例如：

① 中脑病变：同侧动眼神经、滑车神经损伤，对侧锥体束征或/和感觉障碍。

② 脑桥病变：同侧三叉神经、外展神经、面神经、前庭蜗神经损伤，对侧锥体束征或/和感觉障碍。

③ 延髓病变：同侧舌咽神经、迷走神经、副神经、舌下神经损伤，对侧半身运动和/或感觉障碍。

病变如自背盖部起始，则应先有脑神经核病征；病变如起自基底部，应先有对侧肢体的运动障碍等。

用上述方法，就可以化繁为简，认识脑干局部解剖及定位诊断的基本原则了。再加上清晰的3.0磁共振，即使您不是熟练的临床神经科医生，也可以定位脑干病变了。在磁共振时代，我们也有幸看到一些特殊的脑干病变，比如最近我在会诊时就看到了3例特殊的脑干病变患者。

① 中脑局部梗死引起不伴长束体征和瞳孔改变的单侧动眼神经麻痹。

② 脑桥基底部梗死导致对侧中枢性面瘫和轻偏瘫。

③ 延髓背外侧梗死引起瓦伦贝格（Wallenberg）综合征伴巴宾斯基征阳性。

以前是用病理解剖证实诊断再反过来联系临床症状、体征并记录临床综合征的。他们没有用过磁共振，也可能没有见过这样的患者，但他们仍能准确诊断疾病。请记住，精通临床医学所必需的神经解剖学知识是有限的，掌握这些简单的原则和对神经系统整体结构的基本理解就可以准确地定位疾病。何况，我们已经进入了磁共振时代。

第 5 章

定性诊断——
中国式神经疾病
定性诊断包围圈

定性诊断是神经科疾病诊断的精华部分，也最能体现医生推理能力和综合各种知识的能力，其中可能要用到很多技巧和策略。因为很多神经科疾病是没有白纸黑字的确凿证据说应该确诊为哪种病的。因此，定性诊断也是一个立体的推理还原过程。由于影像学的快速发展及临床医学尤其是病理解剖学的相对滞后，出现了以下几种情况。

① 症状、体征明显，影像明显，却一时难以定性。

② 无相应症状、体征，但在影像检查中发现难以解释的异常征象。

③ 有症状、体征，影像检查无相应发现。

遇到这些情况，常常使临床医生感到纠结。

① 对于第一种情况，即"症状、体征明显，影像明显，却一时难以定性"，我的解决办法是：先根据临床症状、体征，以及实验室检查，结合个人知识、经验，采用"收缩圈"或排除法，把显而易见的不是的疾病先排除，如不是脑血管病、外伤、变性、脱髓鞘、先天发育异常、中毒等，不能排除肿瘤性及炎症性疾病的，逐渐缩小诊断范围，再提出一些进一步检查的意见和当前的治疗措施。这样，能够保证定性诊断的顺理成章，避免遗漏。

② 对于第二种情况，即"无相应症状、体征，但在影像检查中发现难以解释的异常征象"，我会将影像的形成看成一个过程而不是瞬间形成的，看成一部人生电视连续剧的重叠而不是一张某一画家的即兴作品。从既往病史中寻找可能的原因，避免将"年龄相关性改变"诊断为疾病，增加患者的经济和心理负担。

③ 对于第三种情况，即"有症状、体征，影像检查无相应发现"，我会进一步做病史询问与详细的神经系统检查，再进行进一步的定位诊断，修改影像检查策略，或进行另外的辅助检查。

5.1 定性诊断的基本思路

定性诊断是确定疾病病因的诊断。即使在影像学时代，它仍然是建立在定位诊断的基础上，并将年龄、性别、病史特点、体检所见以及各种神经影像学辅助检查结合在一起进行。病史中特别要重视起病急缓和病程特点这两方面的资料。

所有的神经病学教材都强调神经疾病病史采集内容包括起病形式、病程和病情波动。症状发生的先后次序，必须系统地按照其发展过程记录下来。"按时间发展的顺序记录病史"，对疾病的"事件全程浏览"是"诀窍"，对阐明症状的性质和发展非常有帮助。一般而言，当急性发病并迅速达到疾病高峰时，应考虑血管病变、炎症、外伤及中毒等。当发病缓慢隐匿且进行性加重，病程中无明显缓解现象时，则多为肿瘤或变性疾病。发病形式呈间歇发作，则多为癫痫、偏头痛或周期性瘫痪等。

在神经影像学时代，我们应该赋予"检查"以新的意义，它不仅是神经系统检查，还有影像学检查和其他实验室检查。

值得注意的是，在神经影像学时代，虽然做到了疾病的可视化，但由于经常有"同影异病"和"同病异影"现象存在，即使影像学专家在做出影像诊断时，也要参考病史资料进行诊断。

西方人喜欢用英文首字母缩略语表达复杂的概念、名称或术语，这种方法也用到了神经疾病的定性诊断上。他们在对神经疾病进行定性诊断时，为了使神经系统疾病定性诊断顺理成章，减少遗漏，创造了一些首字母缩略语，如VICTIM（受害者、罹难者）、MIDNIGHTS（午夜）和VITAMINS（维生素）等。我们在神经疾病定性诊断中，掌握和遵照这些原则，可以使定性诊断变得简洁、方便、准确。

本文则试将这些原则手绘成图表，以帮助大家更快速地掌握和记忆。

5.2 VICTIM 原则

VICTIM 的英文意思是受害者、罹难者等。图5-1中是一位女性神经疾病患者，她是VICTIM（受害者、罹难者）。她表情痛苦，但不失美丽。

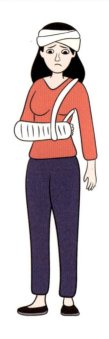

图5-1 VICTIM原则

VICTIM原则

V: vascular disease，血管性疾病
I: injury，外伤
C: congenital disease，先天性疾病
T: tumors，肿瘤性疾病
I: inflammatory disease，感染性疾病
M: metabolic disease，代谢性疾病

5.3 MIDNIGHTS原则

MIDNIGHTS的英文意思是"午夜"。

图5-2是一张午夜图片，在漆黑的夜空中，月儿弯弯，繁星点点。神经疾病九大病因的英文首字母构成缩略语MIDNIGHTS。记住午夜就记住了神经疾病九大病因。

MIDNIGHTS原则是神经疾病定性诊断的经典"包围圈"。在这样的"包围圈"里考虑定性诊断，会保证定性诊断结果比较靠谱。

必须指出，虽然MIDNIGHTS原则是在实践中总结出来的具有实用意义的定性诊断方式，但也需要注意防止据此产生的教条主义和公式化。越来越多的证据表明，一种疾病也可以有多种发病机制，如血管机制、炎症机制和变性机制等。在使用MIDNIGHTS原则时，除了要充分考虑首发症状和病程进展外，也要结合神经影像学和实验室检查等多种结果，才能使定性诊断更加准确。

图5-2 # MIDNIGHTS原则

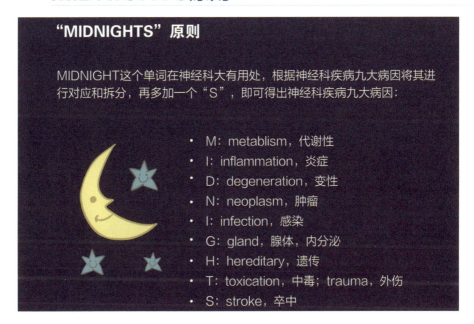

"MIDNIGHTS" 原则

MIDNIGHT这个单词在神经科大有用处，根据神经科疾病九大病因将其进行对应和拆分，再多加一个"S"，即可得出神经科疾病九大病因：

- M: metablism，代谢性
- I: inflammation，炎症
- D: degeneration，变性
- N: neoplasm，肿瘤
- I: infection，感染
- G: gland，腺体、内分泌
- H: hereditary，遗传
- T: toxication，中毒；trauma，外伤
- S: stroke，卒中

5.4 VITAMINS原则

最初用于诊断快速进展性痴呆病因的VITAMINS原则，现在也被推广为神经疾病病因诊断原则，共包括了八大类疾病，分别是：

V：vascular，血管性

I：infectious，感染性

T：toxic-metabolic，中毒-代谢性

A：autoimmune，自身免疫性

M：metastases/neoplasm，肿瘤性

I：iatrogenic，医源性

N：neurodegenerative，神经退行性

S：systemic，（全身）系统性

图5-3是一个盛维生素的药瓶子，里面装着各种维生素，它们的名字分别是V、I、T、A、M、I、N、S，构成了VITAMINS（维生素）一词。记住了维生素（VITAMINS）就记住了神经疾病的八大类型，简单吧！

VITAMINS原则与MIDNIGHTS原则相比，有很大的一致性，但也稍有区别，两者都可以用作神经疾病定性诊断的思考和排除方法。

图5-3 VITAMINS原则

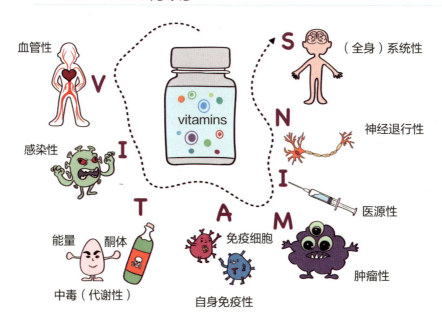

5.5 "雪橇变遗产，中外感流萤" 原则

英文首字母缩略语在英文世界中使用很方便，很容易理解和记忆。而我们中国文化更注重谐音和象征意义的运用，因为每个汉字都包含有特定的象形意义，而且音节丰富多样。因此，中国人习惯将词语进行谐音，以增加幽默感和趣味性。将MIDNIGHTS原则中国化，更容易为中国医学生所记忆。于是，产生了中文的神经疾病定性诊断简易记忆法：雪橇变遗产，中外感流萤（图5-4）。

雪：是血的谐音，代表血管性疾病。

橇：是鞘的谐音，代表脱髓鞘疾病。

变：变性疾病。

遗产：遗传性疾病。

中：中毒性疾病。

外：外伤性疾病。

感：感染性疾病。

流：瘤的同音字，代表肿瘤。

萤：营的同音字，代表营养障碍和代谢性疾病。

在神经疾病定性诊断中，如果能够熟练掌握"雪橇变遗产，中外感流萤"这一句口诀，你就不会再为定性诊断感到困难了。先排除显而易见、根本不可能的，留下一些可能的，如果有怀疑，再做进一步的检查和评估，就容易确诊了。中文的优美和博大精深在神经疾病定性诊断中显示出来了吧？！

图5-4 神经系统疾病九大病因简单记忆技巧

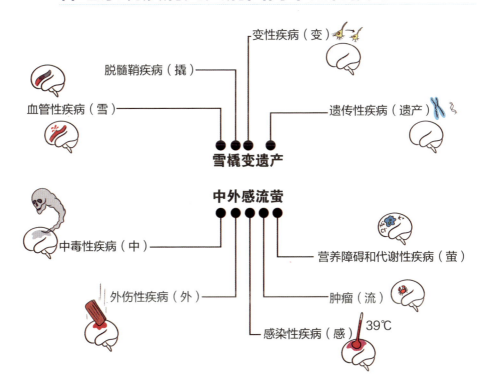

手绘极简神经疾病
定位诊断

第 6 章　神经科医生的百宝箱

6.1 神经科医生的临床语录

在阅读神经病学著作和文献的过程中，有时会碰到一些精炼的、具有指导意义的内容或句子。每当这种时候，我会用手机把它们拍摄下来，作为自己工作时的参考。积沙成丘，多年来，也着实积累了不少。现从中选择一部分，供大家分享。

6.1.1 坚持"先定位，后定性"的诊断顺序不动摇

（1）英国所有著名的神经科医生已经清楚地确立了"先定位后鉴别诊断"的诊断思路。

（2）放眼现代神经病学，最有效的诊断思路是：根据病史得出诊断，依靠神经科查体证实诊断，参考现代影像学和实验室检查指导治疗和推测预后。

（3）正确诊断神经系统疾病，意味着在解剖学诊断、病因学诊断、临床诊断上均能给予正确的解答。

在诊断的最初，应进行病变部位的诊断（解剖学诊断），其次进行病因学诊断，最后综合患者的年龄或疾病的发病率来决定临床诊断。一定要记住这个诊断顺序。

（4）对非危重患者的评价技巧：闻其讲话，观其走路，看其眼神。

（5）由于急症的时效性，应主要针对精神状态、运动活动、上位脑神经等指征进行检查，可取事半功倍之效。

（6）神经病学与内科大多数专科的差别在于神经系统特定区域定位的重要性。我们定位病变的大多数客观信息来自神经系统检查，病史经常为定位提供额外的线索。

比较常见的情况是，检查提供定位所需的信息，但病史提供病变的病因信息或诊断。换言之，检查告诉我们病变在何处，但病史告诉我们病变是什么。这一观点对理解神经疾病诊断的方法学是至关重要的。

（7）神经解剖学为定位提供了路径图。定位是在神经解剖图上确定损伤部位。

与其他地图一样，我们或者需要有街道名称，或者需要两条定位明确的街道或路的交叉口。损伤通过神经功能缺损而表现出来，它可为行为的、运动的或感觉的，而病变是在两条受损通路的交叉点。

（8）神经疾病的诊断如同解谜一样，成为名侦探后可以体会到其中的乐趣。如同福尔摩斯一样，即使不去现场也可从被害者（患者）的谈话（病史）推理出犯罪状况（病变部位）和犯人（疾病）。

（9）一旦完成了病史调查和检查，对于神经系统疾病的评价，要继续提出一个初步的诊断意见。

这分为两个阶段：解剖学诊断与病因学诊断。诊断的过程应始终遵循简约原则或奥卡姆原则：最简单的解释是最可能正确的。这意味着应找到一个单一的统一的诊断要胜过多元的诊断，用每个诊断解释患者疾病的不同表现。

6.1.2 神经系统解剖学最重要，功能神经解剖学是基础

（1）神经系统解剖学，最为重要。神经系统是由非同源性成分所组成的，而多数其他的内脏器官都是同质的，疾病的发生受器官功能遭到损害的数量所决定，而不取决于疾病的定位及解剖学特点。

（2）神经解剖学确实不易学通，熟悉尤难。其中有些内容摸不着、看不清，并且要求能在思维中形成立体概念，弄清神经系统中各个部位之间的关系，方能应用自如。非有经年累月的反复研读、反复经过临床论证，不能达到融会贯通的境界。所以要进入神经科且登堂入室，端的非等闲易事。而要成为在临床工作中游刃有余的神经病学家，还必须有神经生理学、神经病理学、生物化学、神经放射学乃至有关药理学方面的知识。

（3）神经解剖学常被医学生认为是他们必须学习的、最缺少兴趣和难懂的专业学科之一。然而，精通临床医学所必需的神经解剖学知识是有限的。基本

原则应该用于可被检测的每种不同的神经系统特征，掌握这些简单的原则和对神经系统整体结构的基本理解可以准确地进行定位诊断。

比如：脊髓始于延髓，终止于第1腰椎。尽管从字义上已确认有许多传导束，但只有三个对临床是有重要意义的，即后索、下行的运动通路（锥体束）及上行的脊髓丘脑侧束。

（4）功能神经解剖学应是所有神经症候学推断所依据的基础。患者的主诉与精确的神经系统检查密切结合，可为绝大多数神经系统疾病进行准确的解剖学定位。

6.1.3 清晰与充分的病史和查体的重要性怎么强调也不过分

（1）进行一次全面和仔细的神经系统查体比其他内科查体更为复杂，且更加耗费时间。

（2）临床接诊后（病史采集及体格检查），熟练的神经科医生比临床医学其他分支科室的医生更能够得出一个相对准确的鉴别诊断。与其他大多数的内科专业相比，神经科医生更可能用他们的眼睛、耳朵、双手以及头脑就能够了解到些什么，而并不是仅仅依靠技术学的帮助。真正的神经科医生是能够在弹尽粮绝的情况下做出诊断的医生。换一种方式讲，神经病学比其他专业更需要依靠临床遇到的实际情况以及对其现象的解释。

（3）一份全面而有针对性的病史及神经系统检查是神经系统疾病诊断和治疗的关键。

（4）神经病学在医学中独树一帜。良好的病史采集和查体对于疾病诊断十分重要；神经病逻辑性强；医生先要将病变定位到神经系统的某一部分，然后根据定位进行鉴别诊断；影像学技术突飞猛进，但医师必须了解其局限性并合理使用。

（5）使用技术性诊断方法，而不仔细采集既往的病史资料并进行常规的神经系统检查，是很容易失败的，在疾病的初期诊断过程中尤为如此。神经病学之所以有很大的魅力和吸引力，就是因为仅仅通过分析既往的病史和基本临床所见，就可以反复思考作出鉴别诊断。

（6）临床病史是医生构建诊断大厦的根基。

（7）尽可能把患者的问题（主诉）确定清楚，因其将指引随后的评估朝向或背离正确的诊断。在提出的主诉中，其目的是要用一个词或短语描述疾病的性质。

注：常见的神经系统主诉包括意识模糊、语言障碍、认知障碍、情绪障碍、头晕、头痛、无力、抖动、麻木、视物模糊和发作性症状等。

（8）在病史采集过程中，追随每一条思路，不要抢先提问，决不给予提示。让患者用自己的话去说。

（9）如果你用30min接诊一位患者，花28min询问病史，花2min进行体格检查，不要在头颅X线或脑电图上花费时间。

（10）病史和体格检查为诊断提供了必要的基本事实。而通过其他手段获得的事实可能是多余的，甚至可能是一种误导。若辅助检查结果与病史和体格检查所显示的事实不符时，辅助检查结果应退居次要地位。尽管在许多病例中，辅助检查有着决定性意义，然而重要的是，我们要强调鉴别诊断这一技能不是靠医生去汇集和联系实验室检查报告的能力所能决定的。

（11）洗耳恭听！多听听患者的心声！他正在为你提供诊断！

（12）临床诊断的过程取决于对将要诊断疾病的清楚了解。因此，清晰与充分的病史的重要性怎么强调也不过分。未获得足够详细的病史很容易让患者针对实际上从未经历过的症状进行昂贵的、创伤性的、具有潜在危险的和最终无用的检查。同时，却忽略了必要的和适当的检查。

（13）对于病史，最重要的是患者对所经历的特殊症状进行准确和详细的描述。适当的详细病史经常会提示正确的诊断或至少可严格限定合理诊断的数目。

（14）我们发现一种方法，称其为"事件全程浏览"，对阐明症状的性质和发展是非常有帮助的。

（15）症状发生的先后次序，必须系统地按照其发展的过程记录下来，最早出现的症状往往是有定位意义的。

（16）诊断越是不明确、越是未知，医生就越有可能从多方的检查项目中寻求帮助。指令较多而且较散的检查项目，可能对患者对医生的信心产生负面影响。若医生就所要进行的检查项目的理论依据向患者进行简单解释，患者的依从性就会很好。

（17）在一些无谓的和阴性结果的检查上所耗费的时间和金钱，会令患者的焦虑程度增加，有时甚至会引发患者对医生的不信任和愤怒。做腰椎的CT或者MRI检查、神经传导速度和肌电图检查对于胸段脊髓压迫症的评估并无帮助。神经科医生就像传说中的Chelm智者那样，在街灯明亮处寻找丢失的钱包，而不从遗失处去寻找，这种情况太司空见惯了。安排一项检查的容易性不应该成为其唯一的适应证。

（18）在完成病史收集之后，检查者应该对主诉有清晰的理解，包括病变部位与时间进程，并熟悉可能与主诉有关的既往病史、家族史及社会史，以及进行系统回顾。这一信息应该帮助指导全身的体格检查和神经系统检查，检查应集中于病史所提示的部分。例如，一位表现为突发的偏瘫和偏身感觉缺失的老年患者，病变可能由卒中所致，全身的体格检查应强调心血管系统，因为各种心血管疾病患者易于罹患卒中。另外，如果患者主诉手疼痛和麻木，这时许多检查应集中于受累上肢的感觉、肌力和反射方面。

（19）在神经病学领域，检查往往具有疾病和解剖特异性，所以没有经过深思熟虑的假设推论(就是所谓的试探、摸底法)，而开出的撒大网式的检查项目，对确定诊断很少有作用。许多的神经系统障碍性疾病仍然靠临床诊断，而不是靠一项检查就能够完全确诊。

6.1.4 神经系统疾病定位诊断线索

（1）神经系统疾病定位诊断线索（从脑到肌肉）

① 大脑病变

语言障碍（失语）；

失认和失用；

视野缺损（影响双眼）；

运动功能缺失、感觉缺失，包括躯体同侧面部、上肢和下肢（病变对侧）；

意识、感知或行为改变；

"皮质"感觉缺损（实体觉缺失、皮肤书写觉受损等）。

② 基底节区病变

老纹状体（苍白球）：肌强直、静止性震颤；

壳核：肌张力降低、舞蹈样动作；

尾状核：手足徐动。

③ 脑干病变

脑神经异常；

交叉性偏瘫（一侧脑神经功能障碍与对侧躯体无力）。

④ 小脑病变

眼球震颤；

言语不清；

动作性震颤；

共济失调；

快复动作障碍；

肌张力下降；

腱反射减弱或消失。

⑤ 脊髓病变

感觉或运动平面；

混合性上运动神经元与下运动神经元体征；

感觉分离（一侧躯体痛/温觉受损，对侧振动觉/位置觉受损）；

感觉/运动分离（一侧躯体痛/温觉受损，对侧运动功能受损）；

早期膀胱、直肠或性功能受损。

⑥ 周围神经/神经根病变

运动受损、感觉受损或二者的受损限于单一周围神经或神经根的分布；

疼痛限于单一周围神经或神经根的分布。

⑦ 神经根病变

颈/腰痛伴上肢/下肢放射痛；

感觉障碍（节段性分布，躯干环状、四肢带状分布）；

肌肉无力或瘫痪；

腱反射减弱或消失。

⑧ 神经丛病变

无颈/腰痛；

运动和感觉功能障碍；

肌无力、肌萎缩；

自主神经功能障碍；

深反射减弱或消失。

⑨ 神经-肌肉接头部病变

部分或全身骨骼肌无力和极易疲劳，活动后症状加重，经休息和胆碱酯酶抑制剂治疗后症状减轻。

⑩ 肌肉病变

通常引起近端肌肉的对称性无力和萎缩，没有感觉障碍。

在急诊情况下常见急性局灶性无力患者，评价这些患者的决定性步骤是定位引起临床症状的解剖学部位。有用的方法是，对于每个病例医生都要考虑其症状是否可被大脑、脑干、脊髓、周围神经或肌肉的一个病变引起。临床病史和神经系统检查是必要的信息来源。

（2）神经系统疾病一个最常见的表现是无力，分析无力的类型以及有无伴随体征是诊断的关键。在分析任何无力症状时，首先要考虑的是，无力症状是由神经系统的哪个水平引起的。当考虑到最周围性至最中枢性病因时，可涉及肌肉、神经-肌肉接头、周围神经、神经丛、脊神经或脑神经根、（脑干或脊髓）下运动神经元，以及中枢神经系统白质（皮质延髓束或皮质脊髓束）或皮质。其次要考虑的是，出现无力症状的身体部位，是一个肢体或一个肢体的一部分，一侧躯体或双侧躯体？如果是双侧性，它是对称的还是非对称的，是近端的还是远端的？

6.1.5 拥有了更新的影像技术，临床定位诊断并不过时

即使在尖端的神经生理学、神经影像学及分子生物学时代，如果意识到其完美的诊断潜力，临床诊断应先于应用这些技术。临床定位与充分使用辅助检查有特别的联系。

拥有了更新的影像技术，比如电子计算机断层扫描（CT）及磁共振成像（MRI），临床定位诊断是否就已经过时了呢？我坚信临床定位诊断的重要性有增无减。确实有这样一些实际情况，神经科会诊只剩下了两种适应证：①影像学检查阳性；②影像学检查阴性。通科医生常常不去试着对病变做出定位诊断，结果导致对脑、脊髓病变定偏了位，或者给患者开出了与最可能的疾病过程毫不相干的一些检查。

6.1.6 神经系统疾病定性诊断"包围圈"

神经系统疾病九大病因简单记忆技巧："雪橇变遗产，中外感流萤。"（见图5-4）神经系统疾病诊断的核心是定性诊断，定性诊断的核心是病史。"病史告诉我们病变是什么"，这句话就是这个意思。当然，已有证据表明，一种疾病可以有多重发病机制，比如血管机制、变性机制、炎症机制共存。在这种情况下，如果固守教科书上的内容而陷入教条主义和公式化的时候，就会遇到困难。但无论如何，我们用"雪橇变遗产，中外感流萤"这样一个简单的记忆口诀，既能保证定性分析顺理成章，又能避免在病因推导上的遗漏。

6.1.7 神经系统疾病的主要表现：头痛、头晕、卒中

6.1.7.1 头痛

头痛是人类最常见的苦恼之一，任何医学生或医生应具有诊断和治疗头痛的能力。而诊断头痛的关键是病史。

在评估头痛患者颅内疾病方面，CT是目前最有用的工具。然而，医生应该在病史/或体检提示颅内病变时再选择它，而不是将其作为一种筛查的工具。

MRI虽然费用较高，但仍是诊断脑肿瘤和继发性头痛的最佳影像学诊断方法。若怀疑急性出血，应建议做CT。

一般来说，如果是人一生中最剧烈的头痛，而且它是一种新现象（先前无头痛史）或伴有发热、颈强直、呕吐或局灶性神经症状和体征，那么头痛被认为是有潜在严重性的。出现这些症状和体征时，医生应对头痛予以立即评估，大多数病例应做急诊脑影像学检查，如计算机断层扫描（CT）或磁共振成像（MRI）。

在评估头痛时，有助于记住临床危险信号的记忆方法是由David dodick博士提出来的。他建议用"SNOOP"：S——全身性疾病/症状/体征(发热、肌痛、体重减轻、恶性肿瘤病史或AIDS)；N——神经系统疾病症状和体征(精神改变、痫性发作、视神经乳头水肿、局灶性神经科体征)；O——突然发作(霹雳性头痛)；O——老年(50岁以上者新发头痛)；P——头痛模式发生改变(特别是在发生频率和严重程度上快速恶化)。当存在任何上述情况时，应考虑进行实验室检查、影像学检查和(或)脑脊液分析，以找出继发性头痛的病因。(注：可以简记为"老年-全身-神经-突然-变化"。)

6.1.7.2 头晕

对眩晕和头晕患者进行神经影像学检查的目的是确定或排除结构性病变。然而，引起眩晕的大多数常见疾病事实上都不会出现影像学异常。因此，医师不应要求所有眩晕或头晕患者进行影像学检查。影像学检查不仅仅加重了

公共和私人的医疗负担，而且报告中出现的"正常变异""无关发现""良性囊肿""年龄相关性改变"等字眼还常常会给患者带来额外的担忧。因此，确定哪些患者需要进行影像学检查，哪些患者不需要，尽管这与很多因长期患病而恐惧的患者的观念相悖——患者坚信"自己的大脑里出了问题"。医师应懂得适应和接受这个事实，在一些病例中，对患者进行影像学检查只是为了让他们安心。进行影像学检查最重要的依据是患者具有脑神经或中枢神经系统病变的临床症状或体征，如眩晕患者合并有较明确的复视、面部刺痛、肢体麻木或瘫痪、单侧耳鸣或听力丧失，以及肢体的运动不协调、无力或感觉障碍等。

6.1.7.3 卒中

在进行血管造影之前要有高质量的脑部成像。即使临床病史和表现似乎都提示闭塞性脑血管病，偶尔也有一些脑肿瘤、硬膜下血肿、动静脉畸形、脑出血和动脉瘤患者，单纯根据临床表现无法与血管闭塞性疾病相鉴别。即使是短暂性脑缺血发作(TIA)患者，有相应侧的颈动脉杂音可以解释临床症状，CT检查也可能有意外发现，诸如多发腔隙灶、皮质下小软化灶或者皮质梗死。

任何卒中患者，从卒中发病到进行血管造影检查的时间间隔越短，血管造影片上就越容易解释临床症候群。发病后栓子会有渐渐分解的倾向，间隔时间长的话可能错过观察到缺血发病机制的机会。

6.2 特征性异常脑影像荟萃

6.2.1 CT

Willis环展示→首先进入"缺血"的CT平扫征象（见图6-1~图6-20）。

图6-1

Willis环

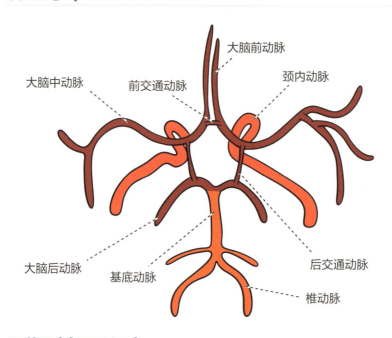

大脑中动脉　　　前交通动脉　　　大脑前动脉　　　颈内动脉

大脑后动脉　　　基底动脉　　　　后交通动脉　　　椎动脉

图6-2

早期脑梗死征象——
头颅CT上的大脑中动脉高密度征

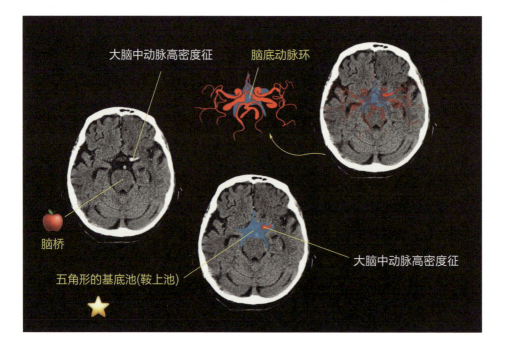

大脑中动脉高密度征　　　脑底动脉环

脑桥

五角形的基底池(鞍上池)

大脑中动脉高密度征

图6-3 大脑后动脉高密度征（大脑后动脉闭塞）

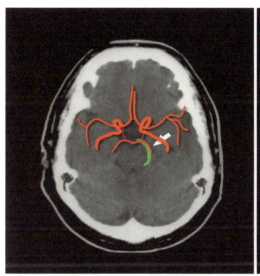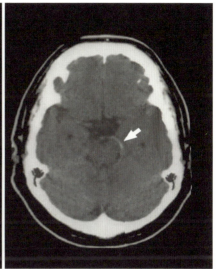

图6-4 岛带消失征——岛叶皮质缺血的特征性表现

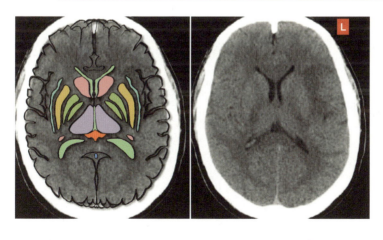

岛带消失征：岛叶皮质、最外囊、屏状核灰、白质界面消失，呈均一、淡低密度影

- 预示着大面积 MCA 供血区域梗死（M2 分支——屏状核动脉）
- 脑梗死早期表现征象（2h 内）　（A）

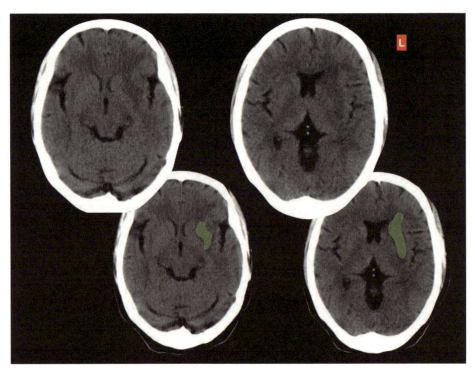

（B）

图6-5　豆状核模糊征——脑梗死早期表现

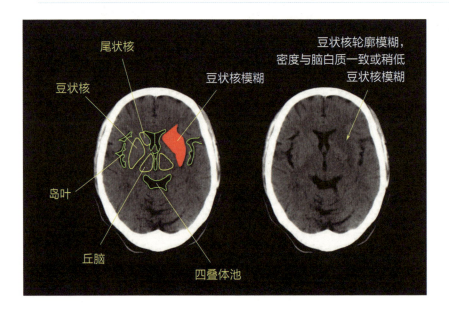

图6-6 早期脑梗死的五个头颅CT征

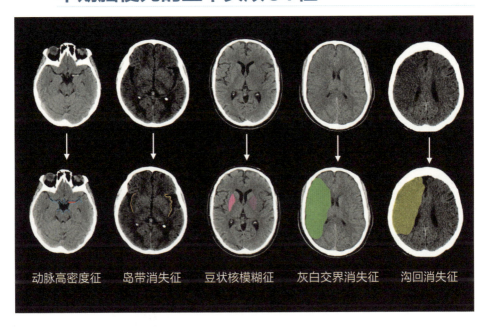

| 动脉高密度征 | 岛带消失征 | 豆状核模糊征 | 灰白交界消失征 | 沟回消失征 |

图6-7 高密度三角征——上矢状窦后部的新鲜血栓

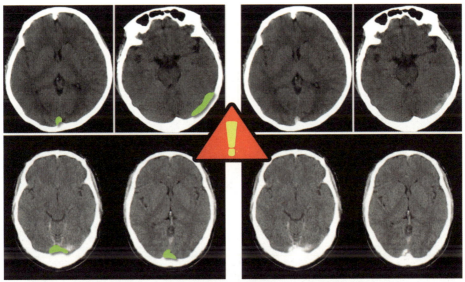

- 高密度三角征：提示上矢状窦后部的新鲜血栓形成（出现率不足2%）
- 正常情况下稍高密度的上矢状窦和窦汇难以区别，异常高密度也可见于其他静脉窦，如横窦和直窦
- 确定这一征象时应谨慎，因为静脉窦可以呈自发性高密度，尤其是儿童或脱水患者

图6-8 **弯曲条带钙化征——少突胶质细胞瘤**

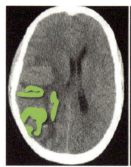 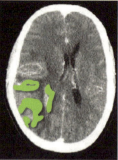

少突胶质细胞瘤的特征性
CT 表现

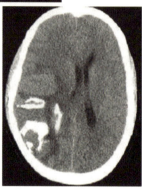 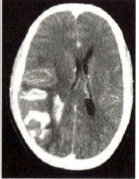

- 左顶枕叶少突胶质细胞瘤，病变内多发弯曲条带样钙化
- 钙化是少突胶质细胞瘤的特点（约70%）
- 钙化可呈局限性点片状、弯曲条索状、不规则团块状、皮质脑回状

图6-9 **头颅CT水平位上急性硬膜外血肿的征象**

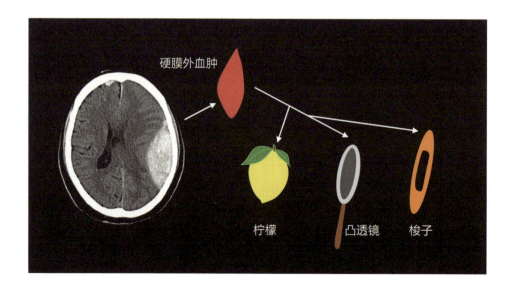

图6-10　头颅CT水平位上急性硬膜下血肿的征象

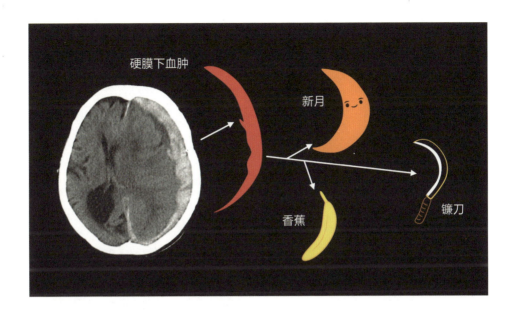

图6-11　颅内常见出血类型

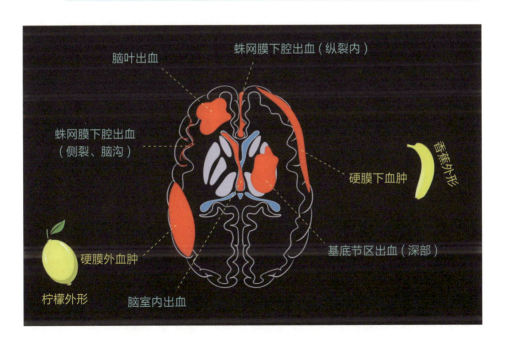

图6-12 **颅内动脉瘤增强CT征——太极征**

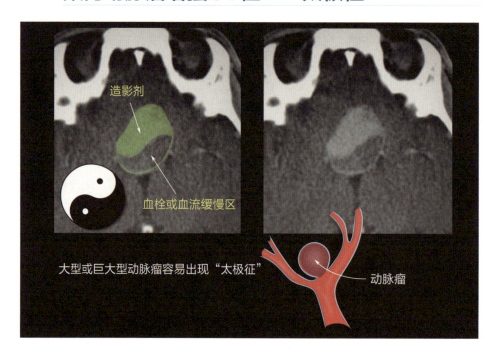

造影剂

血栓或血流缓慢区

大型或巨大型动脉瘤容易出现"太极征"

动脉瘤

图6-13 **脑脓肿增强CT征——指环征**

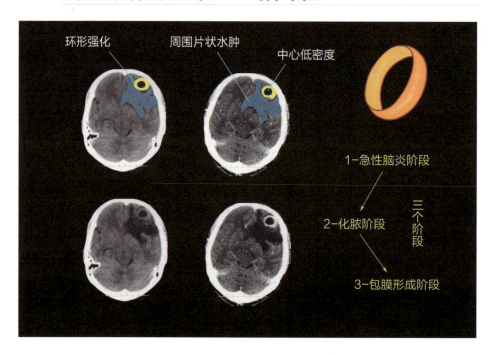

环形强化

周围片状水肿

中心低密度

1-急性脑炎阶段

2-化脓阶段

3-包膜形成阶段

三个阶段

图6-14 头颅增强CT上的"靶"征

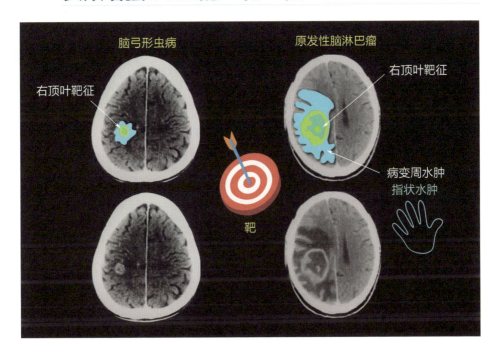

图6-15 脑脓肿演变的三过程示意图

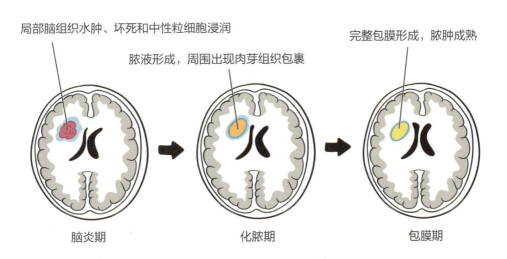

图6-16 戴帽征——脑积水脑室内压力增高

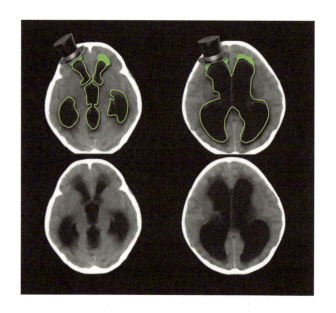

戴帽征：提示脑室内压力增高，脑脊液通过室管膜渗透至脑室旁白质内，形成侧脑室周围低密度影像学改变

图6-17 头颅CT上颅内积气的"火山口"征

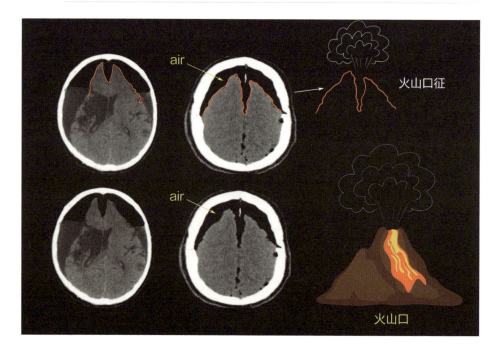

图6-18　烛泪征——沿侧脑室的钙化灶

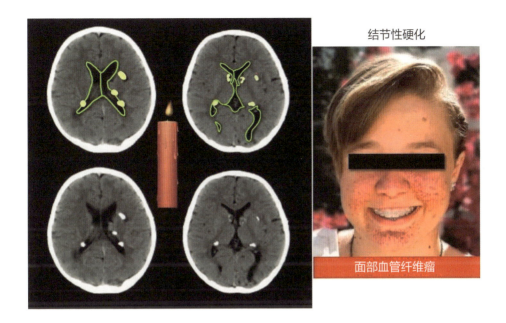

结节性硬化

面部血管纤维瘤

图6-19　小脑齿状核钙化

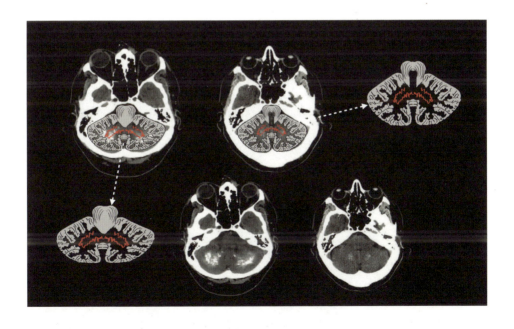

图6-20 **脑回状（串珠状）钙化——脑面血管瘤病**

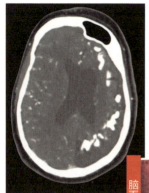

串珠

本病在未发生钙化之前，CT 平扫可无任何阳性发现，如行增强扫描可见到脑皮质表面软脑膜血管畸形，其畸形血管呈脑回状、弧形或扭曲状强化

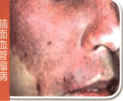

脑面血管瘤病

临床表现：
癫痫，智力低下，偏瘫，颜面部三叉神经分布区紫红色血管瘤，可累及唇，常伴先天性青光眼

6.2.2 MRI

与CT相比，MRI显像具有更加清晰、更多细节、更多特征的特点（见图6-21~图6-54）。

图6-21 **常用四种加权像解读**

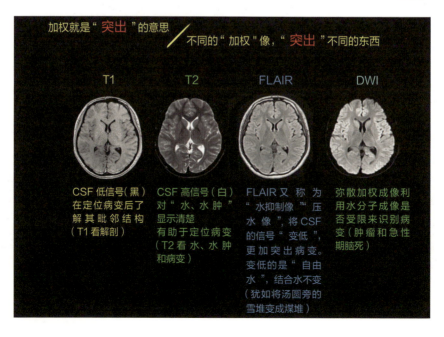

加权就是"**突出**"的意思　不同的"**加权**"像，"**突出**"不同的东西

| T1 | T2 | FLAIR | DWI |

CSF 低信号（黑）在定位病变后了解其毗邻结构（T1 看解剖）

CSF 高信号（白）对"水、水肿"显示清楚有助于定位病变（T2 看水、水肿和病变）

FLAIR 又称为"水抑制像"、压水像，将CSF的信号"变低"，更加突出病变。变低的是"自由水"，结合水不变（犹如将汤圆旁的雪堆变成煤堆）

弥散加权成像利用水分子成像是否受限来识别病变（肿瘤和急性期脑死）

图6-22 MRI简要脑叶定位

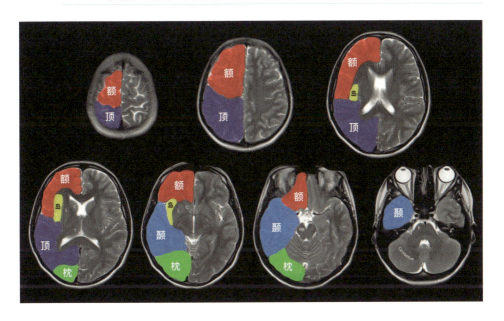

图6-23 串珠样改变——脑分水岭梗死

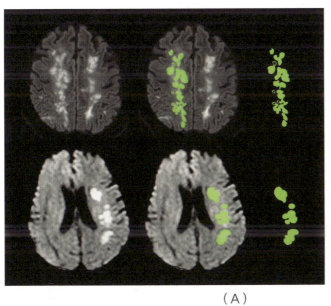

（A）

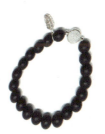

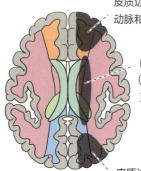

皮质边缘地带（大脑中动脉和大脑前动脉）

内部边缘地带（大脑中动脉和豆纹动脉）

皮质边缘地带（大脑中动脉和大脑后动脉）

- 脑分水岭梗死（cerebral watershed infarction，CWI）是指发生在相邻血管供血区交界处的缺血性病变
- 在老年人群中普遍存在，已知与高血压、糖尿病、吸烟和脑血管疾病有关

脑内的分水岭示意图

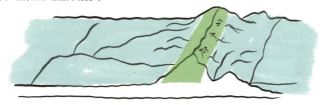

自然界中的分水岭示意图

（B）

图6-24 空心三角征——静脉窦血栓

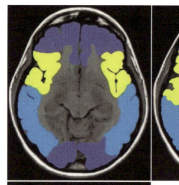
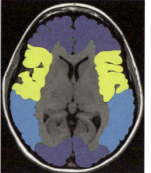

蓝色：横窦——引流区

黄色：大脑中浅静脉——引流区

紫色：上矢状窦——引流区

灰色：Galen 静脉——引流区

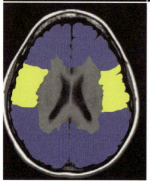
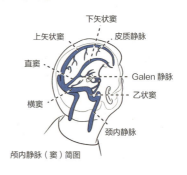

下矢状窦

上矢状窦

皮质静脉

直窦

Galen 静脉

横窦

乙状窦

颈内静脉

颅内静脉（窦）简图

（A）脑静脉引流区域分布（一）

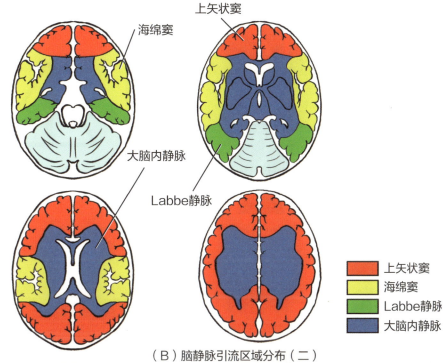

（B）脑静脉引流区域分布（二）

海绵窦

上矢状窦

大脑内静脉

Labbe静脉

色块	名称
🟥	上矢状窦
🟨	海绵窦
🟩	Labbe静脉
🟦	大脑内静脉

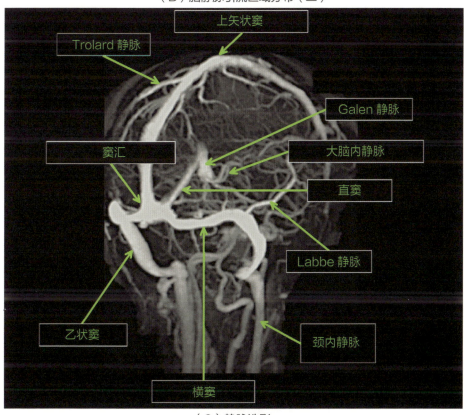

（C）静脉造影

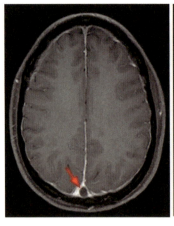
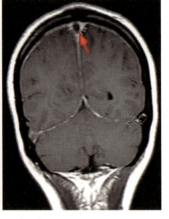
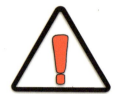

（D）空心三角征

图6-25 常春藤征——烟雾病（moyamoya病）

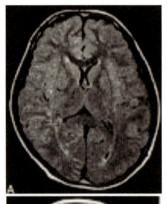

- 烟雾病是一种原因不明、慢性进行性的脑血管闭塞性疾病。主要表现为单侧或双侧颈内动脉远端、大脑中动脉和大脑前动脉近端狭窄或闭塞，伴脑底部和软脑膜烟雾状细小血管形成
- 本病于1961年发现于日本。因脑血管造影显示的异常细小血管形似烟雾，在日语中"漂浮的烟雾"发音为moyamoya

常春藤征还可见于蛛网膜下腔出血、脑膜脑病、脑膜转移瘤等

（A）

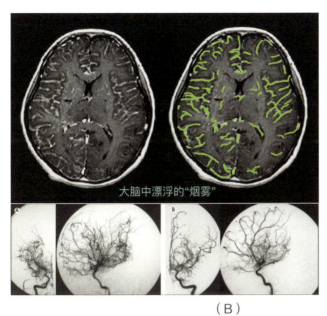

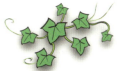

- T₁ 增强和 FLAIR: 沿脑沟和蛛网膜下腔连续或不连续的线状高信号影
- Ohta 等 1995 年报道烟雾病的"常春藤征"

大脑中漂浮的"烟雾"

（B）

图6-26 海蛇头征——脑静脉畸形（脑发育性静脉异常）

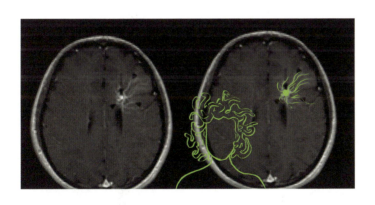

动静脉畸形

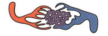

毛细血管扩张

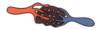

海绵状血管瘤

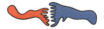

脑发育性静脉异常

脑发育性静脉异常（developmental venous anomalies，DVA）：伴成熟静脉成分的先天性脑血管畸形，表示为正常引流静脉的结构变异

（A）

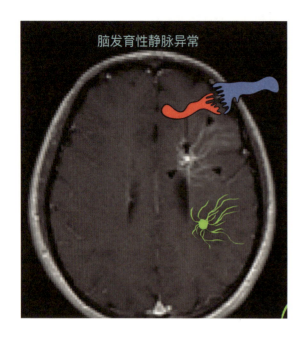

脑发育性静脉异常

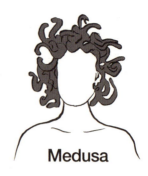

Medusa

- 增粗的白质静脉呈伞状积聚（"海蛇头"），位于侧脑室角部
- 多个线样及点状强化灶，汇聚成单一增粗的"集合"静脉
- "集合"静脉引流入硬脑膜静脉窦/深部室管膜静脉
- 通常单发，大小各异（2～3 cm)

（B）

图6-27 水母头征——脑静脉畸形（脑发育性静脉异常）

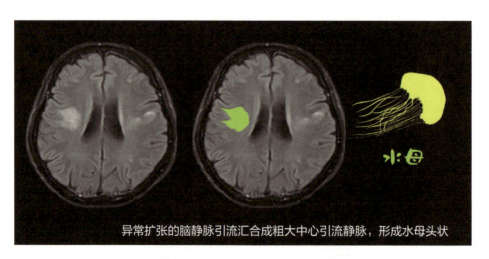

异常扩张的脑静脉引流汇合成粗大中心引流静脉，形成水母头状

脑发育性静脉异常的另一个 MRI 征象

图6-28 爆米花征——颅内海绵状血管瘤

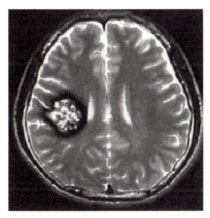

颅内海绵状血管瘤（intracranial cavernoma）虽然叫"瘤"，但它实质是一种血管畸形，是由众多薄壁血管组成的海绵状异常血管团，剖面呈海绵状或蜂窝状，所以也叫"脑海绵状血管畸形"；是一种良性血管性脑瘤

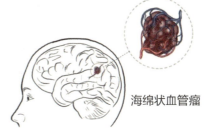

海绵状血管瘤

（A）

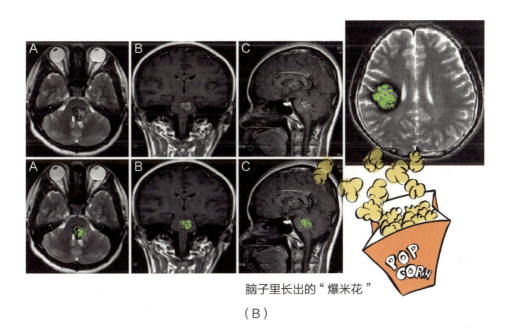

脑子里长出的"爆米花"

（B）

图6-29　牛眼征——颅内海绵状血管瘤

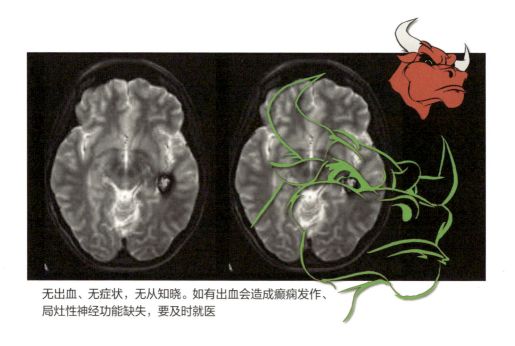

无出血、无症状，无从知晓。如有出血会造成癫痫发作、局灶性神经功能缺失，要及时就医

图6-30　桑葚征——颅内海绵状血管瘤

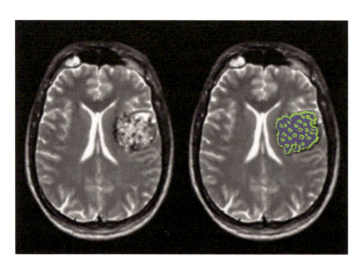

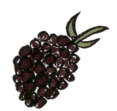

图6-31 铁环征——颅内海绵状血管瘤

结节状低信号或病灶中间杂有高信号的不均匀黑色低信号，SWI显示病灶呈扩大的低信号或瘤巢高信号，周边呈扩大的**铁环征**

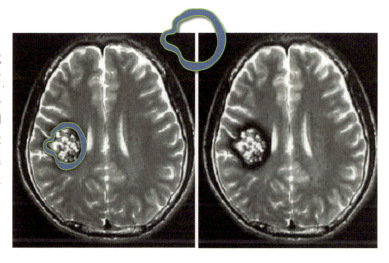

铁环征：因含铁血黄素增加的磁化率效应而显示出一种晕轮效应

图6-32 颅内脑膜瘤好发部位

脑膜瘤

- 一种起源于蛛网膜层脑膜上皮细胞的原发性颅内肿瘤，脑组织外生长，多为良性
- 早期无明显症状，后可因肿瘤压迫出现症状
- 女性发病高于男性，且随着年龄的增长而增加
- 手术治疗为主，放射治疗为辅

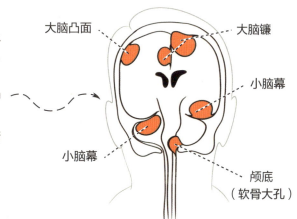

大脑凸面

大脑镰

小脑幕

小脑幕

颅底（软骨大孔）

图6-33 硬膜鼠尾征——脑膜瘤

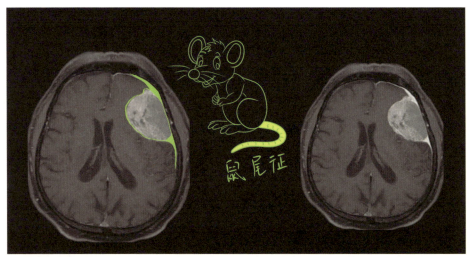

脑膜瘤有显著而均匀的增强，脑膜瘤附着处的脑膜受肿瘤浸润有显著增强，称硬膜鼠尾征
硬膜鼠尾征并不是脑膜瘤所独有的征象，只要病变侵犯或长期刺激脑膜均可形成，如脑膜
转移瘤、神经瘤等

图6-34 车轮征和朝阳征——脑膜瘤导流血管

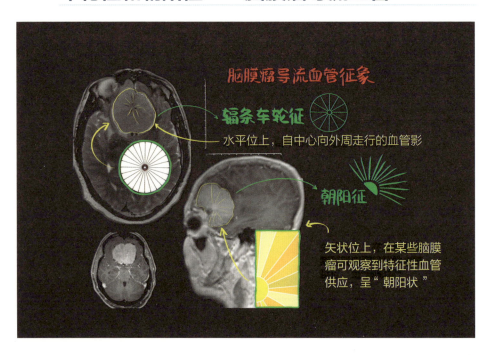

图6-35 白质塌陷征——脑膜瘤

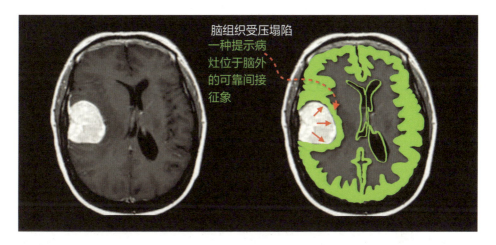

脑组织受压塌陷——一种提示病灶位于脑外的可靠间接征象

脑膜瘤在脑组织外生长，使脑灰质下方呈指状突出的脑白质受压而变平，同时受压的脑白质与颅骨内板之间的距离也加大，称白质塌陷征

图6-36 白质塌陷征——脑组织外生长肿瘤

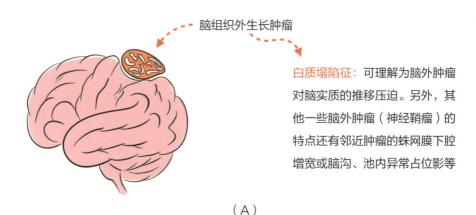

脑组织外生长肿瘤

白质塌陷征：可理解为脑外肿瘤对脑实质的推移压迫。另外，其他一些脑外肿瘤（神经鞘瘤）的特点还有邻近肿瘤的蛛网膜下腔增宽或脑沟、池内异常占位影等

（A）

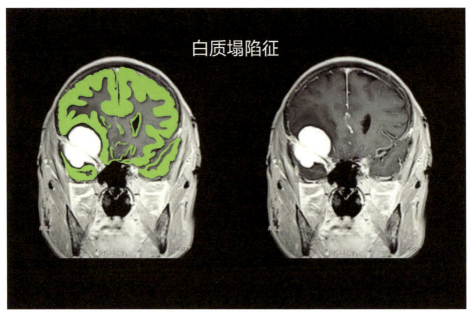

白质塌陷征

（B）

图6-37 基底动脉包埋征——脑干肿瘤

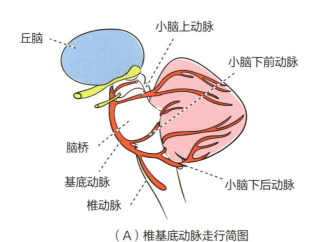

（A）椎基底动脉走行简图

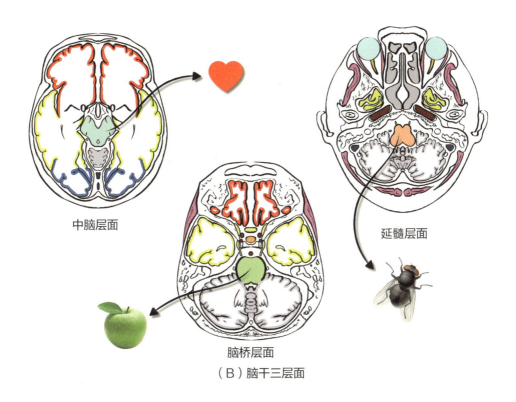

中脑层面

延髓层面

脑桥层面

（B）脑干三层面

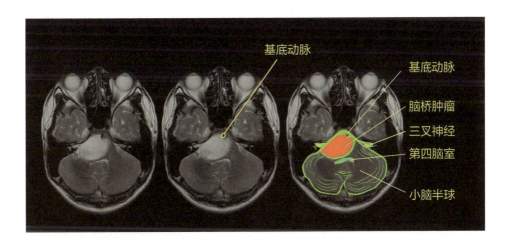

基底动脉

基底动脉

脑桥肿瘤

三叉神经

第四脑室

小脑半球

较大的脑干肿瘤或起源于前部的肿瘤向前突入脑桥前池，脑桥前池变窄或闭塞，
基底动脉被向前推移并被包埋其内，形成"基底动脉包埋征"

（C）基底动脉包埋征

图6-38 **雪人征——垂体瘤（大及巨大腺瘤）**

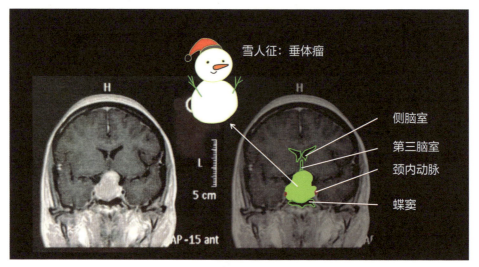

雪人征：垂体形态增大、突入鞍上，呈两头宽、腰部窄的雪人样改变

（A）

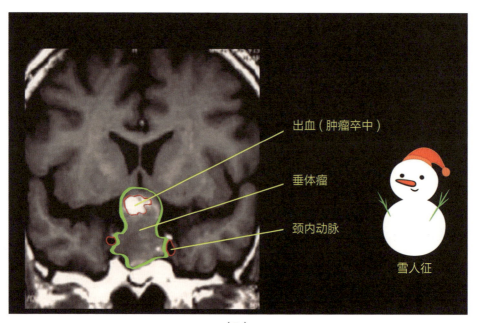

（B）

图6-39 **硬膜下血肿**

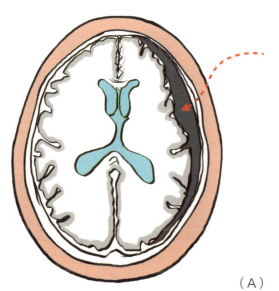

（A）

硬膜下血肿：颅内出血血液积聚在硬脑膜下腔。根据伤后血肿发生的时间，分为急性硬膜下血肿（伤后 3 天以内）、亚急性硬膜下血肿（伤后 3 天至 3 周内）和慢性硬膜下血肿（伤后 3 周以上）

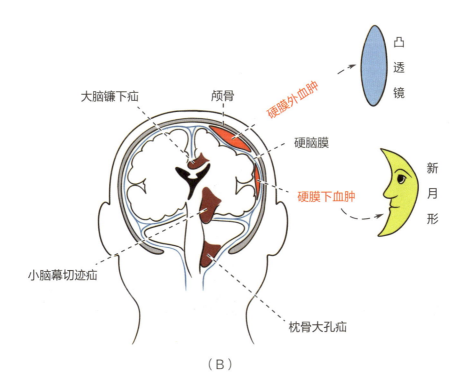

（B）

图6-40 新月征——硬膜下血肿

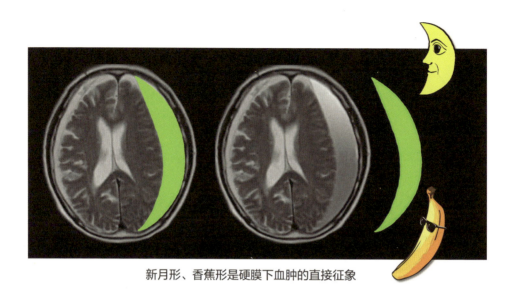

新月形、香蕉形是硬膜下血肿的直接征象

图6-41 脑回聚拢、灰白界面内移征——硬膜下血肿

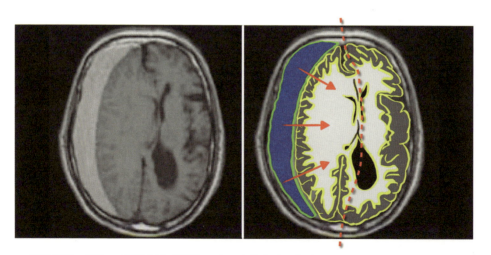

间接征象：脑沟、脑裂变浅或消失，脑回聚拢内移，灰白质界面征，脑中线结构移位

图6-42 病毒性脑炎——刀切征

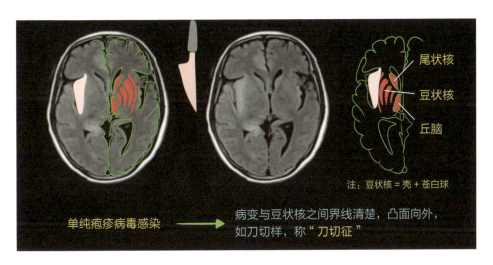

尾状核
豆状核
丘脑

注：豆状核＝壳＋苍白球

单纯疱疹病毒感染 ➡ 病变与豆状核之间界线清楚，凸面向外，如刀切样，称"刀切征"

 病变累及额、颞叶及岛叶皮质区，T1低信号，T2/FLAIR高信号，未累及基底节。
病变区与豆状核之间边界清楚，凸面向外，如刀切样，称"刀切征"

图6-43 十字（面包）征——橄榄体脑桥小脑萎缩

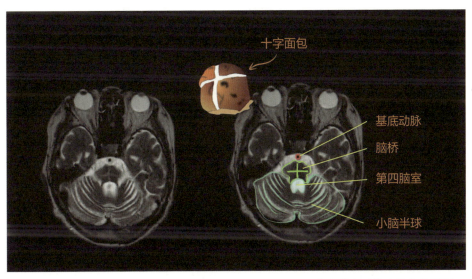

十字面包

基底动脉
脑桥
第四脑室
小脑半球

十字征（cross sign），又称十字面包征，轴位-T2-脑桥"十"字形的异常高信号影
橄榄体脑桥小脑萎缩以脑桥和小脑明显萎缩为特点

图6-44　蜂鸟（嘴）征——进行性核上性麻痹（PSP）

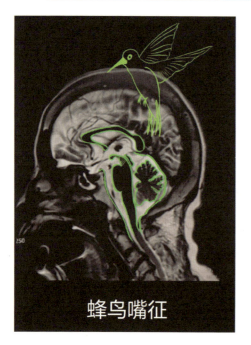

蜂鸟嘴征

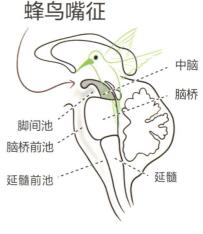

蜂鸟嘴征

中脑

脑桥

脚间池

脑桥前池

延髓前池

延髓

图6-45　蜂鸟（嘴）和米老鼠（耳）征——进行性核上性麻痹（PSP）

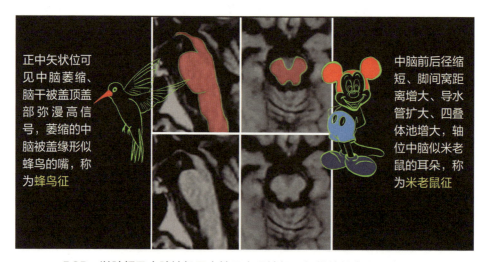

正中矢状位可见中脑萎缩、脑干被盖顶盖部弥漫高信号，萎缩的中脑被盖缘形似蜂鸟的嘴，称为蜂鸟征

中脑前后径缩短、脚间窝距离增大、导水管扩大、四叠体池增大，轴位中脑似米老鼠的耳朵，称为米老鼠征

PSP：以脑桥及中脑神经元变性及出现神经元纤维缠结为主要病理改变的进行性神经系统变性疾病

图6-46 牵牛花征——进行性核上性麻痹（PSP）

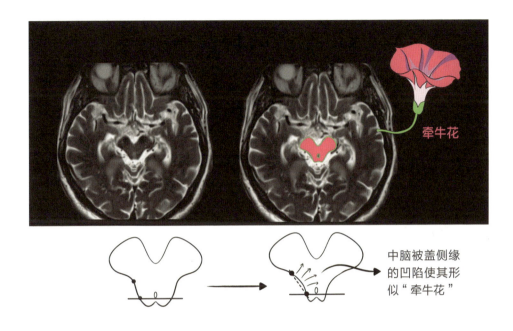

中脑被盖侧缘的凹陷使其形似"牵牛花"

图6-47 直角脱髓鞘征——多发性硬化

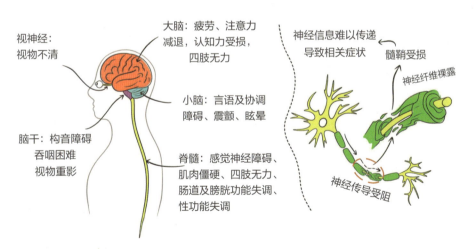

视神经：视物不清

大脑：疲劳、注意力减退，认知力受损，四肢无力

小脑：言语及协调障碍、震颤、眩晕

脑干：构音障碍 吞咽困难 视物重影

脊髓：感觉神经障碍、肌肉僵硬、四肢无力、肠道及膀胱功能失调、性功能失调

神经信息难以传递导致相关症状

髓鞘受损

神经纤维裸露

神经传导受阻

多发性硬化（multiple sclerosis，MS）是一种免疫介导的中枢神经系统慢性炎性脱髓鞘性疾病

（A）多发性硬化的症状及病因

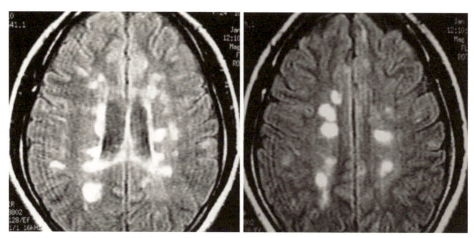

脑内病灶：主要分布于侧脑室旁、半卵圆中心和皮质下区，呈类圆形、杏仁状或斑片状；可见特征性"直角脱髓鞘征"

增强扫描：急性期病灶可见明显强化，静止期病灶不强化

（B）直角脱髓鞘征

图6-48 MR上中线处高级别胶质瘤的"蝴蝶征"

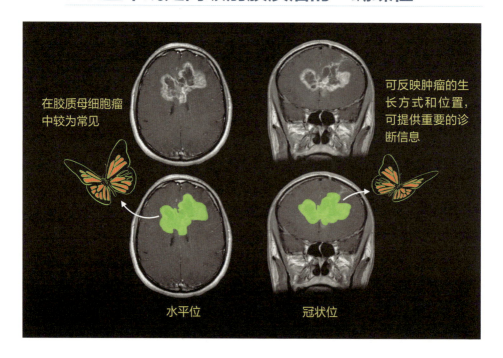

在胶质母细胞瘤中较为常见

可反映肿瘤的生长方式和位置，可提供重要的诊断信息

水平位　　　冠状位

图6-49 虎眼征——苍白球黑质红核色素变性

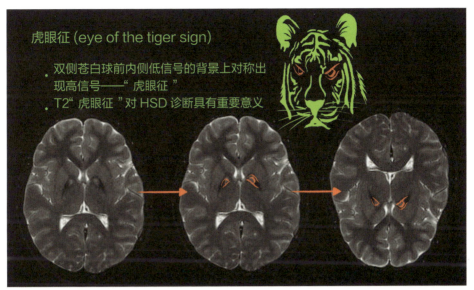

虎眼征（eye of the tiger sign）

- 双侧苍白球前内侧低信号的背景上对称出现高信号——"虎眼征"
- T2"虎眼征"对 HSD 诊断具有重要意义

哈勒沃登－施帕茨病（Hallervorden-Spatz disease，HSD），又称苍白球黑质红核色素变性，1922 年首次报道

图6-50 猫眼征 —— 一氧化碳中毒性迟发性脑病

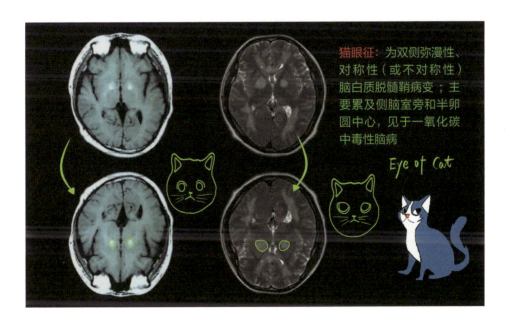

猫眼征：为双侧弥漫性、对称性（或不对称性）脑白质脱髓鞘病变；主要累及侧脑室旁和半卵圆中心，见于一氧化碳中毒性脑病

Eye of cat

图6-51 **开环征——脱髓鞘假瘤**

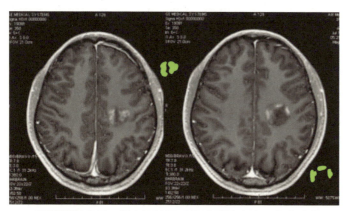

- 脱髓鞘假瘤多位于白质内，也可累及灰、白质交界以及基底节、脑干甚至下丘脑，其占位效应和周围水肿程度较恶性肿瘤轻
- 大多数脱髓鞘假瘤增强后有较明显强化，强化方式多样，可呈开环形、环样强化

- 脱髓鞘假瘤是一类中枢神经系统脱髓鞘疾病，临床症状及 MRI 表现与脑肿瘤相似；在病理上常伴有明显的星形胶质细胞增生，使其易被误诊为胶质瘤，导致术后接受放、化疗等过度治疗

（A）

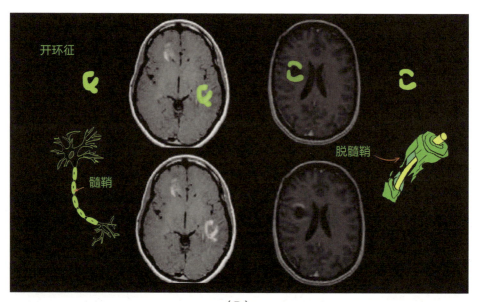

（B）

图6-52

同心圆征——同心圆性硬化

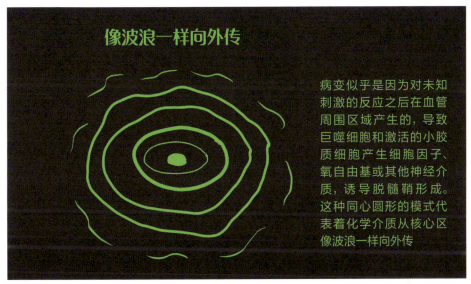

像波浪一样向外传

病变似乎是因为对未知刺激的反应之后在血管周围区域产生的，导致巨噬细胞和激活的小胶质细胞产生细胞因子、氧自由基或其他神经介质，诱导脱髓鞘形成。这种同心圆形的模式代表着化学介质从核心区像波浪一样向外传

（A）

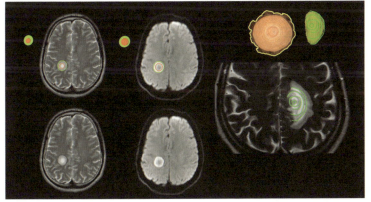

同心圆性硬化（concentric sclerosis）又称巴洛病（Balo diease），属大脑白质脱髓鞘性疾病，由Balo于1928年首次报道

同心圆性硬化的临床表现和病理改变与多发性硬化相似，故多数学者认为它可能是多发性硬化的一种变异型

髓鞘脱失带与髓鞘储存带呈同心圆层状互动排列，形似树木年轮而得名

（B）

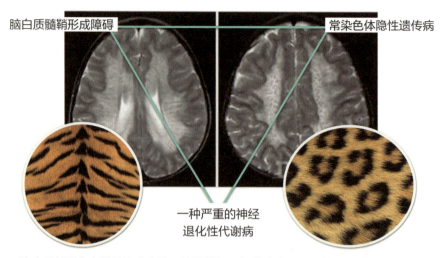

图6-53 虎纹、豹纹征——异染性脑白质营养不良

脑白质髓鞘形成障碍

常染色体隐性遗传病

一种严重的神经
退化性代谢病

该病目前没有有效的治疗方法，就算进行积极的治疗，预后效果依然不是很好

图6-54 大象征——阿尔茨海默病

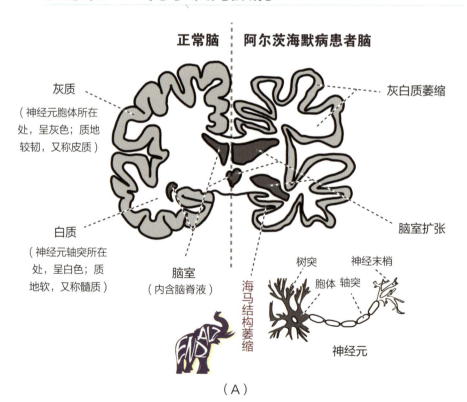

正常脑　阿尔茨海默病患者脑

灰质

（神经元胞体所在
处，呈灰色；质地
较韧，又称皮质）

灰白质萎缩

脑室扩张

白质

（神经元轴突所在
处，呈白色；质
地软，又称髓质）

脑室

（内含脑脊液）

海马结构萎缩

树突　　神经末梢

胞体 轴突

神经元

（A）

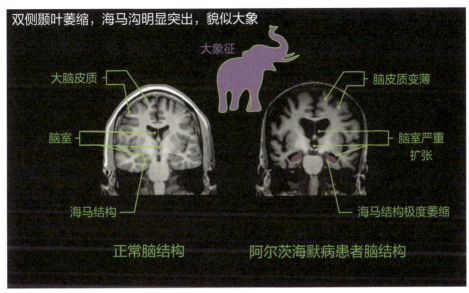

双侧颞叶萎缩，海马沟明显突出，貌似大象

大象征

大脑皮质　　　　　　　　　　　　　　脑皮质变薄

脑室　　　　　　　　　　　　　　　　脑室严重扩张

海马结构　　　　　　　　　　　　　海马结构极度萎缩

正常脑结构　　　阿尔茨海默病患者脑结构

（B）

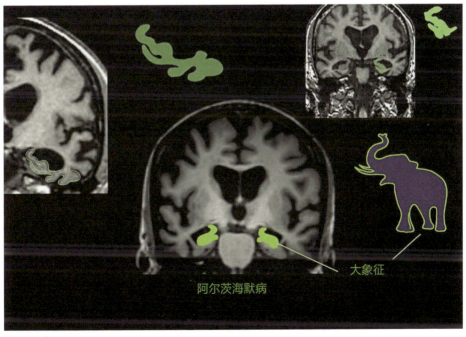

阿尔茨海默病

大象征

（C）

6.2.3 "同影异病" 或 "同病异影"

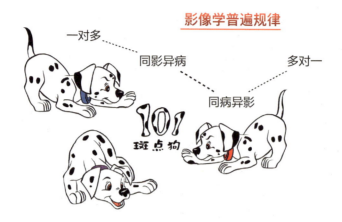

影像学普遍规律

一对多
同影异病
多对一
同病异影

101 斑点狗

但是在使用 MRI 诊断神经系统疾病时，还是会时时遇到不少困难。难点之一就是" 同影异病 "或" 同病异影 "，即不同的病变可能形成相同或相似的 MRI 影像表现，而相同的疾病却形成不同的 MRI 影像表现，导致诊断困难甚至误诊。

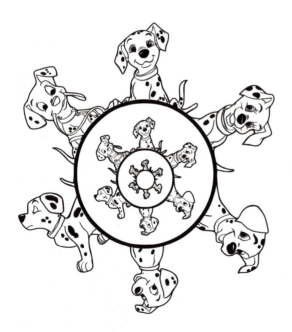

神经系统的 MRI 变化，犹如万花筒一样，虽有一定规律，但表象没有极限！因此，我们临床医生也必须遵循影像学诊断原则：熟悉正常、辨认异常、分析归纳、结合临床、综合诊断。

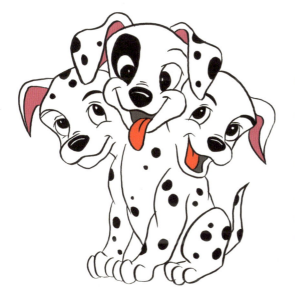

本文收集部分临床上可以见到的
"同影异病"或"同病异影"的
MRI 图像,以"影像 + 手绘"的
方式将其形象化、优雅化、趣味化。
用"鱼骨图"的方式将形成影像的
常见病因加以归纳,使其条理清楚、
层次分明,简捷实用、易于记忆(见
图 6-55 ~图 6-60)。目的是抛砖
引玉,引起大家对"同影异病"或
"同病异影"的兴趣和重视,让我
们更好、更快、更省力地掌握有关
的影像学知识,并在做诊断时密切
结合临床,争取减少和避免误诊。

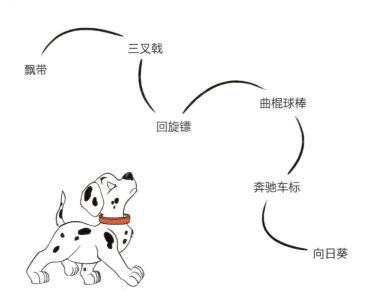

图6-55 飘带征（花边征）：脑皮质层状坏死

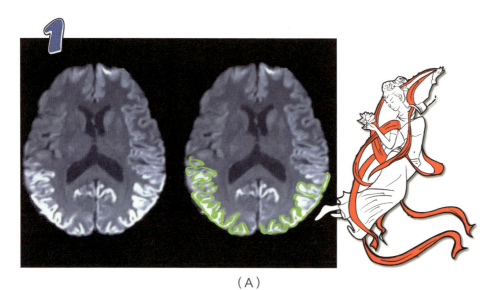

（A）

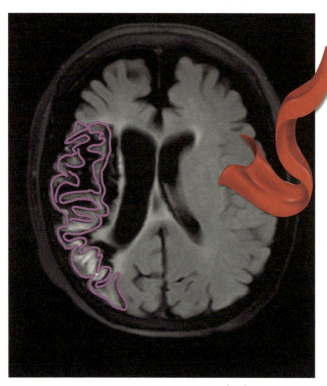

（B）

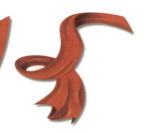

影像学特征：T1WI 和 FLAIR 上病灶侧皮质表面或沿脑回走行的高信号，DWI 在急性期即可显示扩散受限的高信号

"花边征"多见于高血氨、低血糖、尿毒症、脑炎、克-雅病、窒息患者

血氨血糖尿毒症，炎症疯牛上吊死

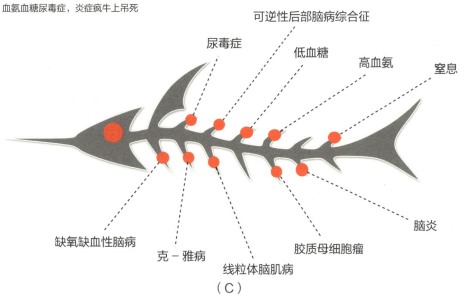

（C）

图6-56 脑桥中央髓鞘溶解症的MR征——三叉戟征

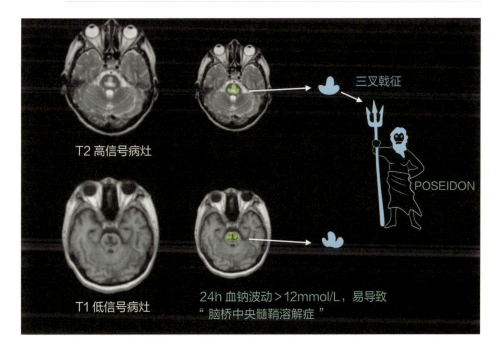

图6-57　回旋镖征：可逆性胼胝体压部病变综合征

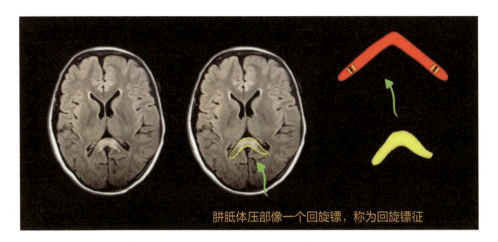

胼胝体压部像一个回旋镖，称为回旋镖征

可逆性胼胝体压部病变综合征临床表现为脑炎或脑病的症状，影像学检查发现胼胝体压部可逆性的病变，所以又叫作轻微脑炎／脑病合并可逆性胼胝体压部病变综合征

（A）

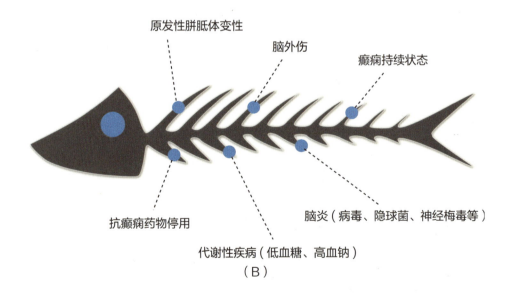

原发性胼胝体变性

脑外伤

癫痫持续状态

抗癫痫药物停用

代谢性疾病（低血糖、高血钠）

脑炎（病毒、隐球菌、神经梅毒等）

（B）

图6-58 曲棍球征（双曲棍球棒征）：多种疾病

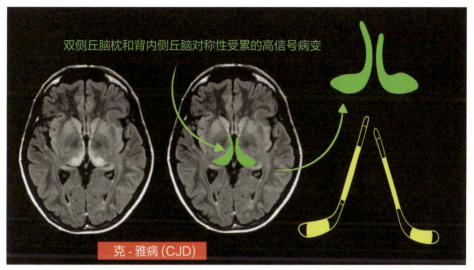

双侧丘脑枕和背内侧丘脑对称性受累的高信号病变

克 - 雅病（CJD）

- 曲棍球征 (hockey-stick sign)，应叫作"双曲棍球棒征"，可能是早期翻译有误
- 早期的研究认为"曲棍球征"特异性地指向变异性 CJD 的诊断，但后来的研究发现，曲棍球征也存在于其他多种疾病中

（A）

曲棍球征：多种脑病

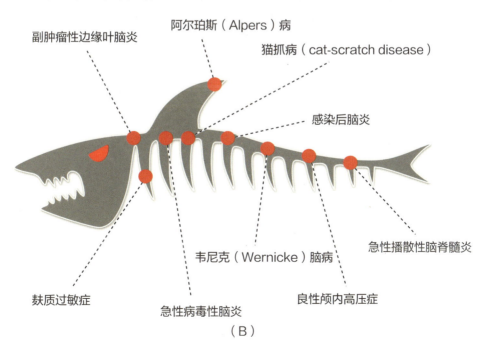

副肿瘤性边缘叶脑炎

阿尔珀斯（Alpers）病

猫抓病（cat-scratch disease）

感染后脑炎

麸质过敏症

急性病毒性脑炎

韦尼克（Wernicke）脑病

良性颅内高压症

急性播散性脑脊髓炎

（B）

图6-59 奔驰征：大脑镰和小脑幕病变（肥厚性硬脑膜炎）

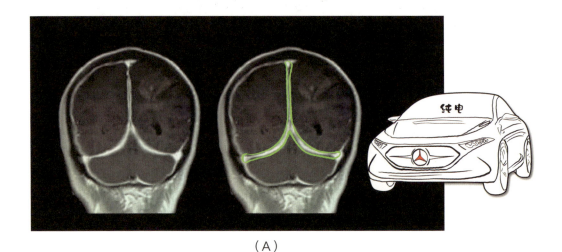

（A）

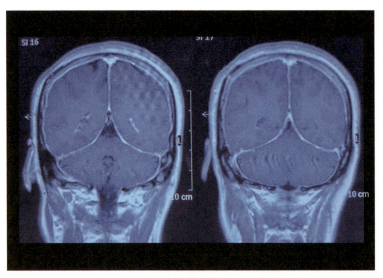
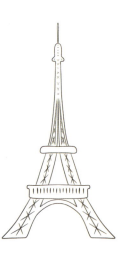

大脑镰和小脑幕强化呈现的奔驰征或埃菲尔铁塔征
——肥厚性硬脑膜炎的磁共振影像特征

（B）

图6-60　向日葵征：双侧弥漫性脑白质病变

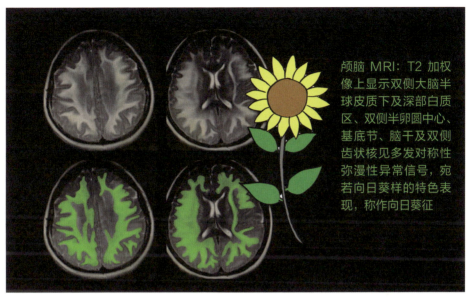

颅脑 MRI：T2 加权像上显示双侧大脑半球皮质下及深部白质区、双侧半卵圆中心、基底节、脑干及双侧齿状核见多发对称性弥漫性异常信号，宛若向日葵样的特色表现，称作向日葵征

（A）

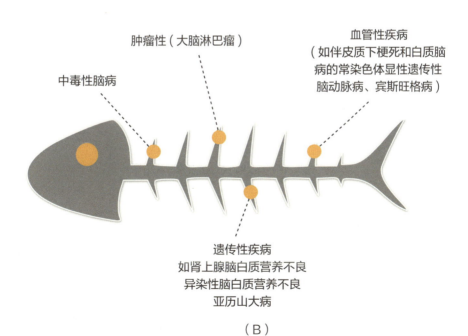

中毒性脑病

肿瘤性（大脑淋巴瘤）

血管性疾病
（如伴皮质下梗死和白质脑病的常染色体显性遗传性脑动脉病、宾斯旺格病）

遗传性疾病
如肾上腺脑白质营养不良
异染性脑白质营养不良
亚历山大病

（B）

6.3 神经重症处理原则

如果不能简单地说清，你就没有真正懂得。

——阿尔伯特·爱因斯坦

6.3.1 FAST-HUG（快速-拥抱）

FAST-HUG中文表达法：两镇、两防，抬高床头吃糖。

FAST-HUG原则是确保ICU患者在抢救过程中得到全面照顾和综合治疗的重要指导方法，强调了从饮食和营养、疼痛控制、镇静、预防血栓栓塞、床头抬高、预防溃疡到血糖控制等多个关键方面。这些措施有助于提高危重患者的康复速度，减轻患者的不适，为其提供全面的护理。

FAST-HUG的内容包括以下几点（图6-61）。

图6-61 **FAST-HUG**

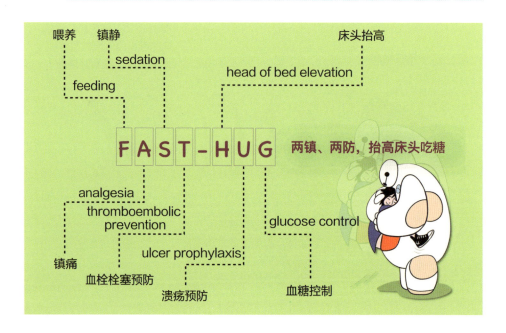

6.3.1.1 F（feeding）：喂养

指的是关注患者的饮食和营养。在抢救中，对患者应保证营养支持，可以通过胃肠道喂养或静脉营养来实现，以避免机体耗竭和免疫功能下降。

6.3.1.2 A（analgesia）：镇痛

在ICU内住院的患者常见疼痛原因是：①自身严重疾病的影响。②环境因素：ICU环境中的噪声、灯光长明、昼夜不分等因素会加剧患者的疼痛感。③隐匿性疼痛：ICU患者的隐匿性疼痛主要来源于气管插管及其他各种插管、长时间卧床等非显性因素，这些因素导致患者在ICU期间感受到极度的"无助"和"恐惧"，从而增加痛苦感。④对未来命运的忧虑、对家人的思念与担心等，也会加重隐匿性疼痛。

疼痛可以影响患者的心理和生理恢复。因此，缓解疼痛是良好的重症监护管理的组成部分。

对于清醒的患者，可用数字疼痛评分（NRS）评定疼痛程度；对于因病情无法表达自己感受的患者，可用行为疼痛量表（BPS），根据面部表情、上肢运动及机械通气顺应性这三个疼痛相关行为指标进行评估；或用重症监护疼痛观察量表（CPOT），根据面部表情、动作、肌张力、发声及对机械通气的顺应性4个疼痛行为进行评估。

缓解疼痛的药物包括非甾体抗炎药、对乙酰氨基酚和阿片类药物。阿片类药物是使用最广泛的，它们可与非甾体抗炎药或对乙酰氨基酚联合使用。最常用的阿片类药物是吗啡、芬太尼和瑞芬太尼。连续注射止痛药物或有规律地给药比"按需"给药更有效。静脉给药比肌肉或皮下给药能更接近、更快速地满足患者的需要。当然，在优化疼痛管理时，也应记住阿片类镇痛的副作用，如呼吸抑制、便秘、低血压和幻觉。

6.3.1.3 S（sedation）：镇静

与镇痛一样，镇静对ICU患者至关重要，但其给药必须因人而异。增加镇静剂的剂量可能更容易使患者平静安静，但过度镇静会带来不利影响，包括静脉血栓形成风险增加、肠蠕动降低、低血压、组织吸氧能力降低、延长ICU住院时间等。有人研究发现，每天短暂停止镇静可能会减少患者ICU的住院时间，但也有人认为，如果按照目标滴定镇静，就不需要每天停止一次镇静。在具体操作时，可以按照"冷静、舒适、协作"的原则来帮助确定患者是否适当地使用了镇静剂。

6.3.1.4 T（thromboembolic prevention）：血栓栓塞预防

这一步骤强调预防血栓栓塞的措施。卧床不动、手术、机械通气等因素都会增加患者发生血栓栓塞的风险。通过改变体位、使用抗凝药物（如肝素或低分子肝素）等措施，可减少患者血栓栓塞风险。

6.3.1.5 H（head of bed elevation）：床头抬高

这一措施强调将患者的床头抬高，以预防呼吸道并发症。将床头抬高30°可以降低患者发生呼吸相关并发症（如肺炎）的风险。这种姿势也有助于减少误吸，还可改善通气功能。

6.3.1.6 U（ulcer prophylaxis）：溃疡预防

这一步骤强调关注患者的消化道溃疡预防。危重患者常因长时间卧床不动、应激和药物使用等容易发生消化道溃疡，给予抗酸药物（如质子泵抑制剂）或黏膜保护剂可以减少胃溃疡的风险。

6.3.1.7 G（glucose control）：血糖控制

这一步骤强调患者的血糖控制。高血糖与ICU患者的预后不良相关，包括感染、多器官功能衰竭等。医护人员需要密切监测血糖水平，并根据需要提供适当的胰岛素进行治疗，以维持患者血糖在目标范围内。

关于血糖的控制目标，在临床上尚无定论。一般来说，在综合重症监护室通常将患者血糖控制在4～6mmol/L，一般血糖控制在6～8mmol/L。因为神经细胞需要血糖作为一种关键的营养物质，所以对神经重症患者血糖的控制不应那么严格，控制在4～10mmoL/L较为适宜。

中国医学生可以这样记忆：两镇、两防，抬高床头吃糖。

两镇——A镇痛、S镇静；

两防——T防血栓栓塞、U防溃疡；

抬高床头——H抬高床头30°；

吃——F喂养；

糖——G血糖4~10mmoL/L。

6.3.2 GHOST-CAP（幽灵－帽）

GHOST-CAP中文表达法：血压体温舒适度，血气糖盐莫贫血。

在FAST-HUG基础上，2020年有学者提出了GHOST-CAP（幽灵-帽）原则（图6-62）。同时还强调患者入住以后先给FAST-HUG，然后给FIDDLE，

图6-62 **GHOST-CAP**

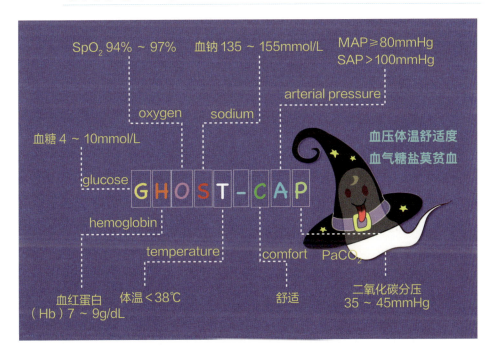

这里的FIDDLE就是支撑的意思，包括液体、胰岛素、透析、药物、动静脉导管、电解质、机械通气等。

GHOST-CAP翻译成中文是"幽灵-帽"，单从中文字义看，略微有点恐怖、吓人，但却也非常容易让人记住。

6.3.2.1 G（glucose）：血糖

如FAST-HUG原则所述，葡萄糖是神经元的主要能量来源。低血糖会损害脑代谢，而高血糖也与预后不良有关。对急性脑损伤的患者，严格的血糖控制不能显著改善预后，且增加低血糖的风险。因此，合理的血糖目标区间为4～10mmoL/L。

6.3.2.2 H（hemoglobin）：血红蛋白

血红蛋白是氧输送的重要决定因素。通常大脑的氧输送量都有余量，这样当脑血流量（CBF）减少时，大脑具有足够的生理储备。尽管通过增加脑血流量可以提高脑的氧输送量，但血红蛋白水平过低可能与脑缺氧、细胞能量功能障碍及预后不良有关。目前尚缺乏精心设计的随机临床试验（RCT）以解决急性脑损伤患者的理想输血阈值，但认为脑损伤时输血阈值应比综合重症时要高。急性脑损伤时血红蛋白的合理范围是7～9g/dL。

6.3.2.3 O（oxygen）：血氧

氧是氧输送的另一个重要决定因素。低氧血症对受伤的大脑有害，但是高氧血症具有兴奋性毒性，并与不良预后相关。在最近的一项随机对照试验中，在一部分患有急性脑损伤的患者中，限制氧暴露策略（即目标SpO_2为90%～97%）与标准策略相比，预后没有差别。目前合理的SpO_2的目标建议在94%～97%之间。

6.3.2.4 S（sodium）：血钠

血钠浓度对于神经重症（脑水肿、颅高压、急性脑损伤）患者是非常重要的。血钠浓度不能太低，低了会引起脑水肿，也不能太高，高了也可引起不良后果。2020年的相关研究提出血钠维持在135～155mmol/L比较合适。

神经重症患者容易发生低钠血症，也容易出现高钠血症，神经外科患者低钠血症的发生率可达50%。低钠血症的直接后果是脑水肿。可以看到临床患者，当血钠低下来以后，神志变差了，颅内压（ICP）变高，当血钠纠正以后，患者神志变清醒了，ICP降低，因此血钠与神经疾病患者的预后有一个非常直接的因果关系。

血液浓缩、脱水与高钠血症也将导致脑损伤。

① 血钠快速大幅度变化→脑组织发生弥漫性脱髓鞘变。

② 循环容量不足→多脏器功能损伤，脑缺血。

③ 血液黏稠度增加→脑梗死。

④ 脑组织皱缩→意识障碍和谵妄。

因此，在GHOST-CAP（幽灵-帽）原则中，强调神经重症患者要控制血钠水平（135～155mmol/L）。

6.3.2.5 T（temperature）：体温

对于神经重症患者来说，维持体温不过高是非常重要的。一方面体温会影响颅内压，另一方面体温升高使脑细胞的耗氧增加以及代谢应激增加。体温的升高和不良预后是相关的，这种情况和感染所致的体温升高是不一样的，感染所致的体温升高有利于发挥机体的免疫功能以杀死相应的病毒和细菌。无论细菌感染还是病毒感染，如果体温在38.5℃以下，是不需要服用药物降温的，但是对于神经重症患者则不一样，这种高温可能和交感神经兴奋有关，高温本身又导致脑的耗氧增加，所以这时患者的体温是必须严格控制的，目前的观点是避免体温＞38.0℃。

6.3.2.6 C（comfort）：舒适

舒适是指不要让患者出现疼痛、焦虑、躁动、寒战，保持镇定、舒适、合作，减少生理与心理应激，减少对神经系统的刺激，减小 ICP 的升高，减轻继发性的脑细胞低氧。出现严重颅高压、难治性癫痫、严重寒战时需采取深镇静措施。如果患者处于昏迷状态，还是要镇痛、镇静，因为这有三方面的作用，除了减少疼痛和躁动之外，还有保护脑组织和脑外器官的功能。神经重症患者镇痛、镇静的脑保护作用体现在以下几点。

① 严重颅高压的辅助治疗。

② 减轻操作（气管内吸痰、翻身等）对颅内压的影响。

③ 抑制皮质播散去极化与癫痫发作。

④ 降低脑能量代谢和脑氧消耗。

⑤ 辅助低温治疗。

6.3.2.7 A（arterial pressure）：动脉血压

动脉血压是脑血流量的主要决定因素。即使是轻度的低血压也可能导致脑灌注不足，特别是在病理状况下，如脑自动调节受损、ICP 升高、脑水肿和/或微血管障碍时。实现"最佳"脑灌注压（CPP）是至关重要的，但是在前瞻性试验中需要评估监测脑循环/自动调节的临床益处。对于意识障碍患者，维持平均动脉压（MAP）≥80mmHg、收缩压（SAP）>100mmHg 是合理的。

在清醒的患者中，可以根据反复的神经系统检查来确定目标 MAP。

6.3.2.8 P（$PaCO_2$）：二氧化碳分压

二氧化碳分压增高，脑血流量增加，导致脑水肿加重和颅内压增高。而二氧化碳分压下降时，脑血流量减少。在 2020 年 ICM 发表了 ICU 协会提出的这一类患者的二氧化碳分压应该是 35 ～ 45mmHg。

中国医学生可以这样记忆：血压体温舒适度，血气糖盐莫贫血。

血压（A）——动脉血压 MAP ≥80mmHg，SAP >100mmHg；

体温（T）——＜38.0℃；

舒适（C）——镇痛、镇静、抗交感；

血气[包括氧饱和度（O）和二氧化碳分压（P）]——氧饱和度SpO_2 94%～97%，二氧化碳分压（$PaCO_2$）35～45mmHg；

血糖（G）——4～10mmoL/L；

血钠（S）——135～155mmoL/L；

莫贫血（H）——血红蛋白7～9g/dL（输血阈值）。

FAST-HUG和GHOST-CAP都是简洁而有力的英文首字母缩写词，前者是重症监护室的一般处理口诀，而后者是神经重症管理记忆口诀。它们涵盖了ICU和神经重症抢救中的关键概念和注意事项。这些口诀不但适用于神经重症监护室，普通神经科医生也应该有所了解。通过理解这些概念，我们可以更好地应对ICU和神经重症抢救中的各种挑战，为患者提供更有效的抢救和治疗。

6.4 中国成人脑死亡临床判定标准

01 深昏迷

02 脑干反射消失

03 无自主呼吸

依赖呼吸机维持通气者，自主呼吸激发试验证实无自主呼吸。以上三项临床判定标准必须全部符合。

脑干反射是指？

瞳孔对光反射

角膜反射

头眼反射

前庭眼反射

咳嗽反射

上述五项反射全部消失，即可判定为脑干反射消失，但需反复检查确认。如果五项脑干反射检查缺项，应至少重复可判定项目2次（间隔5 min），并增加确认试验项目（脑电图、短潜伏期体感诱发电位、经颅多普勒超声）（见图6-63、图6-64）。

图6-63 脑死亡判定中五项脑干反射示意图

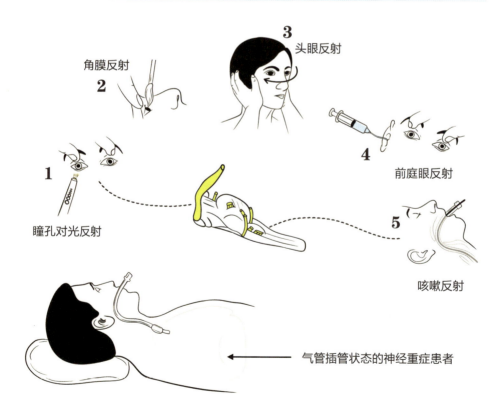

咳嗽反射：用长度超过人工气道的吸引管刺激受检者气管黏膜，引起咳嗽反射。刺激气管黏膜时无咳嗽动作，判定为咳嗽反射消失。

注意：若刺激气管黏膜时，出现胸、腹部运动，不能判定为咳嗽反射消失。

图6-64 脑死亡判定中五项脑干反射

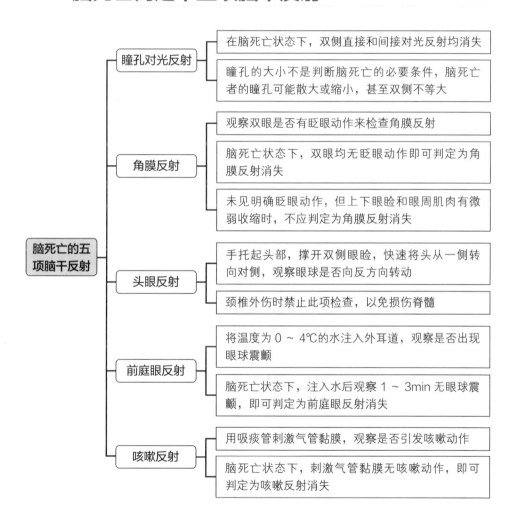